Moderne Praxis der Sondenanlage und Sondenernährung

UNI-MED

UNI-MED Verlag AG
Bremen - London - Boston

Dormann, Arno J.:
Moderne Praxis der Sondenanlage und Sondenernährung/Arno J. Dormann.-
1. Auflage - Bremen: UNI-MED, 2016
(UNI-MED SCIENCE)

Printed in Europe

UNI-MED. Die beste Medizin.

In der Reihe UNI-MED SCIENCE werden aktuelle Forschungsergebnisse zur Diagnostik und Therapie wichtiger Erkrankungen "state of the art" dargestellt. Die Publikationen zeichnen sich durch höchste wissenschaftliche Kompetenz und anspruchsvolle Präsentation aus. Die Autoren sind Meinungsbildner auf ihren Fachgebieten.

Wir danken folgenden Mitgliedern unseres Ärztlichen Beirats für die engagierte Mitarbeit an diesem Buch: Dr. Kathrin Frenking, Dr. Mathias Friebe, Dr. Katja Langenhan und Robin Charlotte Rätz.

Vorwort

Die enterale Ernährungstherapie wurde in den letzten Jahrzenten zunehmend Teil der medizinischen Versorgung von Patienten. Sie hat ihren vorzüglichen Einsatz in der Versorgung von chronisch, aber auch akuten Kranken mit benignen und malignen Grunderkrankungen. Immer dann, wenn die orale Zufuhr von Nahrungsmitteln nicht ausreichend möglich ist, sollte an eine zusätzliche Ernährung gedacht werden. Ist eine natürliche orale Nahrungsaufnahme nicht ausreichend möglich, ist die Verabreichung von Nährstoffen über den gastralen oder enteralen Weg die nächste anzustrebende Option und wird zunehmend der parenteralen Ernährung vorgezogen. Aktuelle Forschungsergebnisse haben die Vorteile der enteralen Ernährung auf ein hohes Maß wissenschaftlicher Evidenz angehoben. Im Verlauf der letzten Jahrzehnte haben sich diverse verschiedene Verfahren der Sondentechniken evolutionär entwickelt und die klinischen Einsatzmöglichkeiten erweitert. Die mit der Ernährungstherapie befassten Mitarbeiter in Klinik und Praxis werden in diesem Buch mit allen notwendigen Grundlagen der verschiedenen Sondentechniken, der erforderlichen Begleitmedikation sowie der möglichen Sondennahrungen vertraut gemacht. Sie sollen praktische Hinweise und Informationen für den differenzierten Gebrauch finden.

Wir hoffen, dass dieser Leitfaden mit der Betonung praktischer Aspekte ein guter Begleiter in der klinischen und ambulanten Versorgung von Patienten sein wird.

Köln, im Juni 2016 *Arno J. Dormann*

Autoren

Prof. Dr. med. Arno J. Dormann
Chefarzt, ärztlicher Direktor
Gastroenterologie Kliniken Köln
Kliniken der Stadt Köln gGmbH
Neufelder Straße 32
51067 Köln

Dr. med. Tanja Toermer
Assistenzärztin
Gastroenterologie Kliniken Köln
Kliniken der Stadt Köln gGmbH
Neufelder Straße 32
51067 Köln

Annette Stute
Diätassistentin
Gastroenterologie Kliniken Köln
Kliniken der Stadt Köln gGmbH
Neufelder Straße 32
51067 Köln

Inhaltsverzeichnis

Einführung

1. Einführung

Bereits Jahrtausende vor der Entwicklung heutiger Techniken war den Menschen bewusst, dass der Gebrauch von Speisen und Getränken zur Erhaltung der Gesundheit bzw. der Behandlung von Erkrankungen sinnvoll ist. So finden sich detaillierte Beschreibungen von Art, Zusammensetzung und Applikationsweisen von Nahrung bereits 3.400 v.Chr.. Vorerst standen vor allem Nährklistiere und die rektale Applikation im Vordergrund. Erste Schriften über die perorale Nahrungszufuhr mittels über den Schlund eingeführter Silberkanülen fanden sich im 12. Jahrhundert. Im 15. Jahrhundert fanden sich erste Erwähnungen der oralen Ernährung mittels Lammdarm umhüllter Röhrchen, welche ebenfalls durch die Nase in den Schlund vorgeschoben wurden. Es folgten flexible Sonden aus Leder. Die Entdeckung neuer Materialien wie Kautschuk sowie die Erfindung der Vulkanisation (1839) führten schließlich zur Entwicklung dünnerer Magensonden aus Gummi. Im 20. Jahrhundert folgte die Weiterentwicklung zu dünneren Magensonden aus Silikon und Polyurethan.

Ende des 19. Jahrhunderts erfolgte zeitgleich die Entwicklung operativ angelegter Fisteln zur enteralen Ernährung. So gelang dem Chirurgen BUSCH 1858 die Nahrungszufuhr über eine Jejunumfistel. WITZEL stellte 1891 die "Witzel-Fistel", eine Ernährungsfistel zum Magen, vor. Seit Beginn der 80er beschäftigen sich mehrere Arbeitsgruppen mit der Entwicklung neuer perkutaner Zugangsmöglichkeiten, um neben dem chirurgischen Vorgehen eine weniger invasive und schnellere Anlage und v.a. sicherere Applikation zu ermöglichen.

In den folgenden Kapiteln werden heute gängige Sonden und Anlagetechniken sowie der praktische Ablauf, Indikationen und Kontraindikationen sowie mögliche Komplikationen der endoskopischen, sonograpischen, radiologischen und auch chirurgischen Verfahren erläutert. Zudem wird die standardisierte ärztliche und pflegerische Nachsorge nach Anlage dargestellt. Darüberhinaus zeigt der zweite Teil, wie ein Ernährungsregime patientenorientiert erarbeitet wird und welche Formen der Sondennahrung und auch Applikationstechniken und -systeme aktuell zur Verfügung stehen.

Ethische und juristische Aspekte der Sondenernährung

2. Ethische und juristische Aspekte der Sondenernährung

Der ethische Aspekt der künstlichen Ernährung ist immer wieder schwierig zu diskutieren. Die *Deutsche Gesellschaft für Ernährungsmedizin* (DGEM) befasst sich mit ethischen und rechtlichen Gesichtspunkten der künstlichen Ernährung, wobei eine Darstellung von Regeln, Problemen und Grenzfragen für die Sicherheit und Orientierung bei der individuellen Entscheidung und dem Handeln bei der Anwendung der künstlichen Ernährung helfen soll.

Leitsatz
Die Entscheidung für oder gegen eine Ernährung muss individuell und patientenbezogen getroffen werden.

Ist eine Unterstützung der natürlichen Ernährung mit z.B. oralen Nahrungssupplementen nicht möglich oder ausreichend, kann eine künstliche Ernährung indiziert sein. Generell ist eine parenterale, d.h. intravenöse Zufuhr von Flüssigkeit und Nährstoffen möglich.

Leitsatz
Grundsätzlich sollte jedoch der natürliche Weg der Flüssigkeits- und Nahrungszufuhr durch den Magen-Darm-Trakt aufrechterhalten und daher die enterale Ernährungsform der parenteralen vorgezogen werden.

In zweierlei Hinsicht handelt es sich hierbei um eine künstliche Ernährung:

- industriell gefertigte Nahrungen werden eingesetzt
- besondere Zugangswege (nasogastral, perkutan, intravenös) werden genutzt

Wie bei jeder ärztlichen Intervention bedarf es sowohl einer entsprechenden Indikation, die vor dem Hintergrund eines angemessenen Behandlungsziels beurteilt werden muss, als auch der Einwilligung des Patienten bzw. seines festgelegten Stellvertreters. Die Indikationsstellung muss im Einzelfall individuell diskutiert werden. Ziel ist es, mittels pflegerischer und ärztlicher Maßnahmen sowohl den lebensnotwendigen Bedarf zu decken als auch natürliche Bedürfnisse (Hunger- und Durstgefühl) zu befriedigen. Die Behandlung erfolgt mit dem Ziel der Verlängerung/Erhaltung des Lebens bzw. der Erhöhung der Lebensqualität. Ist die Indikation gestellt und eine künstliche Ernährung begonnen worden, sollte das Fortbestehen der medizinischen Rechtfertigung regelmäßig kontrolliert werden. Der Arzt muss, wenn die Indikation nicht mehr gegeben ist, bereit sein, die Entscheidung zum Abbruch der Therapie zu treffen und dies dem Patienten, dem gesetzlichen Betreuer, den Angehörigen sowie ggf. auch dem Behandlungsteam vermitteln.

Leitsatz
Aus rechtlicher Sicht darf eine künstliche Ernährung nur nach ausführlicher Aufklärung des Patienten über

- Indikation
- Eingriff
- mögliche Komplikationen und
- Konsequenzen

erfolgen. Darüber hinaus muss die Aufklärung über alternative Behandlungsmöglichkeiten einschließlich des Verzichts auf die künstliche Ernährung und hieraus resultierenden Folgen durchgeführt werden. Der Patient muss einwilligungsfähig sein; d.h. er muss in der Lage sein, Nutzen, Risiken und die Tragweite des Eingriffes sowie die Konsequenzen bei Unterlassung des Eingriffes zu verstehen.

Beim nicht-einwilligungsfähigen Patienten entscheidet in der Regel der gesetzliche Betreuer. Dieser hat den mutmaßlichen Willen des Patienten umzusetzen; er ist verpflichtet, diesen zu ermitteln. Eine künstliche Ernährung gegen den Willen des Patienten (“Zwangsernährung”) ist, soweit nach dem Gesetz kein Ausnahmefall vorliegt, nicht zulässig.

Selten ist das Herbeiführen einer einvernehmlichen Entscheidung nicht möglich. Weitere Möglichkeiten in diesen Fällen sind das Einholen einer ärztlichen Zweitmeinung, eine klinische Ethikberatung oder das Einholen des Votums eines Ethikkomitees. In Einzelfällen ist die Einschaltung des zuständigen Gerichtes die letzte Option.

Zahlreiche Indikationen zur künstlichen Ernährung im HNO-Bereich oder bei Patienten mit Tumorerkrankungen im Ösophagus sowie auch eine intermittierende Ernährung während einer onkologischen Therapie sind nachvollziehbar und daher die Entscheidung ethisch und rechtlich leichter vertretbar.

Eine besondere Situation stellt die künstliche Ernährung im Alter dar. Altersbedingte "natürliche" Veränderungen, wie die beschwerlichere Nahrungsaufnahme, eine Reduktion der Nahrungsvielfalt sowie das Einstellen der Nahrungsaufnahme aufgrund eines abnehmenden Lebenswillens am Lebensende, fordern im Hinblick auf die vielschichtigen medizinischen Möglichkeiten ethische Entscheidungen. Eine künstliche Ernährung sollte bzw. darf nicht allein zur Erleichterung des Pflegeaufwandes erfolgen.

Eine weitere besondere Situation stellt die künstliche Ernährung Sterbender dar. Die Indikation zu einer Ernährung ist mit einer sorgfältigen, individuellen Abwägung unter der Zielsetzung der Sterbebegleitung zu stellen. Wichtig an dieser Stelle ist die genaue Beobachtung des Patienten. Bedürfnisse wie Hunger- und Durstgefühl sollten gestillt werden. Häufig leiden sterbende Patienten an Mundtrockenheit, Sättigungsgefühl und Übelkeit, nicht jedoch an Hunger oder Durst. Häufig reichen pflegerische Maßnahmen, z.B. Lippenpflege oder eine geringe Menge von oraler Kost- oder Flüssigkeitszufuhr zur Linderung.

Sonden und Applikationstechniken

3. Sonden und Applikationstechniken

Wichtiger Hinweis

In diesem Kapitel wird die Praxis der Applikationstechnik vielfach anhand der Verwendung ausgewählter Sonden und des jeweiligen Zubehörs erläutert. Die angegebenen Parameter und Mengenangaben (speziell der Blockungsvolumina!) beziehen sich dabei auf den konkreten Fall und sind nicht allgemeingültig! Es wird ausdrücklich darauf hingewiesen, dass bei Verwendung aller Sonden, Materialien und des Zubehörs unbedingt immer auf die speziellen Anwendungshinweise des jeweiligen Herstellers zu achten ist.

Nach der Indikationsstellung zur künstlichen enteralen Ernährung, Festlegung der voraussichtlichen Dauer der Ernährungstherapie, Beurteilung des Allgemein- und Ernährungszustandes des Patienten sowie Berücksichtigung von anatomischen Besonderheiten erfolgt die Auswahl des Sondierungsverfahrens.

3.1. Transnasale Sonden

Leitsatz

Transnasale Sonden finden Anwendung, wenn die Sondenernährung nur über kurze Zeit (<30 Tage) durchgeführt wird oder die Ernährungsdauer noch unklar ist und eine definitive Entscheidung über das weitere Vorgehen noch abgewartet werden muss.

Das Anwendungsgebiet ist breit. Die Sonden gibt es in verschiedenen Ausführungen mit Differenzen im Außendurchmesser, der Länge und der Anzahl der Lumina. PVC-Sonden sollten heutzutage nicht mehr verwendet werden. Neuere Sonden aus Polyurethankunststoffen und Silikonkautschuk sind aufgrund der hohen Biokompatibilität, des geringen Fremdkörpergefühls und der guten Langzeitstabilität auch für den längerfristigen Einsatz geeignet. Ist eine isolierte und passagere Ableitung von Sekreten des Magens oder Jejunums gewünscht, werden einlumige Sonden verwendet.

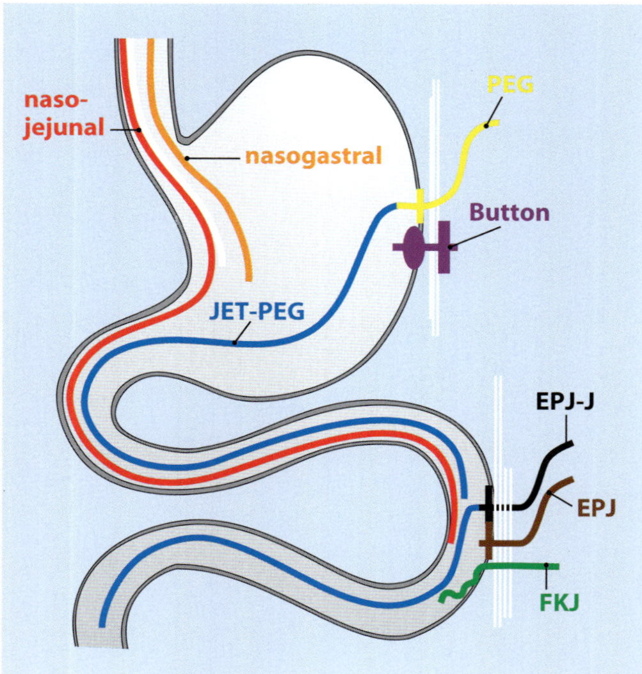

Abb. 3.1: Übersicht von Ernährungssonden am oberen GI-Trakt. **PEG**: perkutane endoskopische Gastrostomie; **JET-PEG**: PEG mit jejunalem Schenkel; **EPJ**: endoskopische perkutane Jejunostomie; **EPJ-J**: EPJ mit jejunalem Schenkel; **FKJ**: Feinnadelkatheterjejunostomie.

Einteilung der Sondensysteme und Sondierungsverfahren
Transnasale Sonden
• manuell zu platzierende Sonden - nasogastrale Sonden - VCT: Video controlled tube • endoskopisch zu platzierende Sonden - nasojejunale/kombinierte Sonden
Perkutane Sonden
• endoskopische Verfahren - Primärsysteme: - PEG: perkutane endoskopische Gastrostomie - JET-PEG: PEG mit jejunalem Schenkel - EPJ: endoskopische perkutane Jejunostomie - EPJ-J: EPJ mit jejunalem Schenkel - PEC: perkutan endoskopische Colon-/Coecumstomie • sonographisches Verfahren - PSG: perkutan sonographische Gastrostomie • radiologisches Verfahren - PRG: perkutan radiologische Gastrostomie - PRG-J: perkutan radiologische Gastrojejunostomie - PRJ: perkutan radiologische Jejunostomie • chirurgisches Verfahren - FKJ: Feinnadelkatheterjejunostomie
Sekundärsystem
• manuell zu platzierende Sekundärsysteme - Button - Gastrotube

Tab. 3.1: Einteilung der Sondensysteme und Sondierungsverfahren.

Soll eine enterale Ernährung durchgeführt werden, werden ebenfalls einlumige Sonden eingesetzt. In der Intensivmedizin kommen häufig mehrlumige Sonden zur Verwendung, da so zeitgleich zur enteralen Ernährung eine proximale Dekompression des Magens möglich ist. Entsprechend sollte vor Anlage aus den zur Verfügung stehenden Sondentypen die richtige Auswahl erfolgen. Die anschließende Anlage erfolgt entweder manuell oder endoskopisch.

3.1.1. Nasogastrale Sonde

Allgemeine Vorbereitung

Vor Anlage einer Sonde muss der Patient/Betreuer über den Ablauf der Anlage einschließlich der sich anschließenden Ernährungstherapie aufgeklärt werden. Für die nasale Anlage muss der obere Zugangsweg passierbar sein.

Indikationen
• kurzzeitige Ernährungstherapie (<30 Tage) • Kontraindikation gegen perkutane Sonden (☞ unten) • technisch unmögliche Anlage einer perkutanen Sonde • schwere Gerinnungsstörungen

Tab. 3.2: Indikationen zur Anlage einer nasogastralen Sonde.

Kontraindikationen
• Wandveränderungen der Speiseröhre - Divertikel - Stenosen - Varizen
• Ösophagusperforation
• Magenentleerungsstörungen
• unstillbares Erbrechen
• unkooperative Patienten

Tab. 3.3: Kontraindikationen zur Anlage einer nasogastralen Sonde.

Material
• Sonde
• ggf. Gleitmittel für Mandrin
• Lokalanästhetikum/Gel
• Stethoskop
• enterale Ernährungsspritzen
• Pflasterset
• Ablaufbeutel

Tab. 3.4: Material zur Anlage einer nasogastralen Sonde.

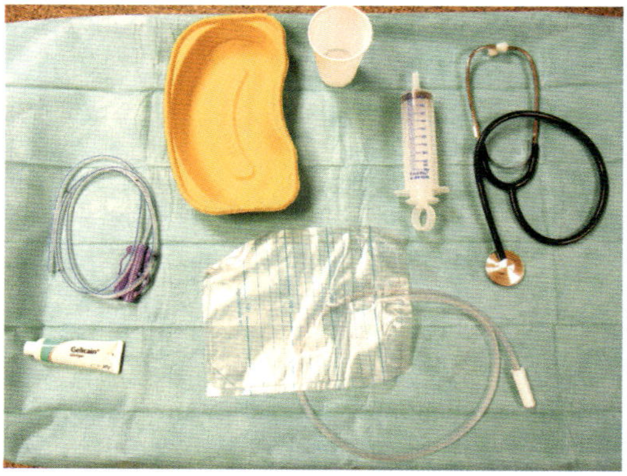

Abb. 3.2: Material zur Anlage einer nasogastralen Sonde.

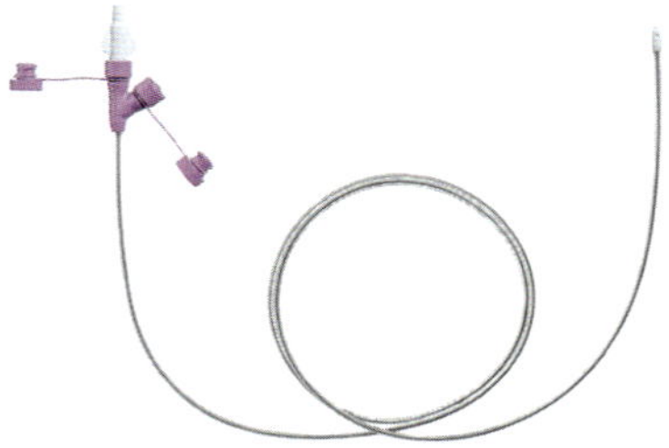
a

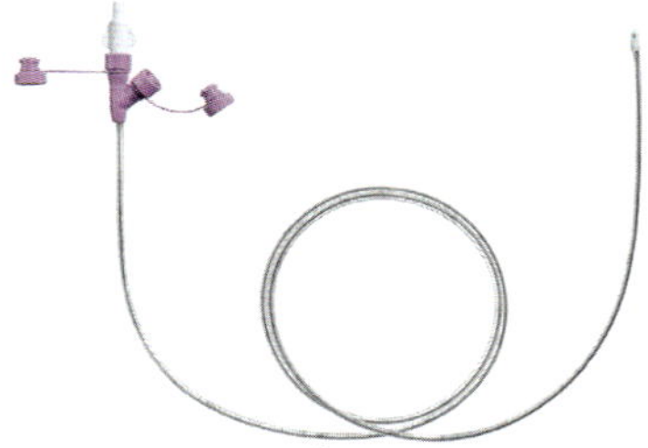
b

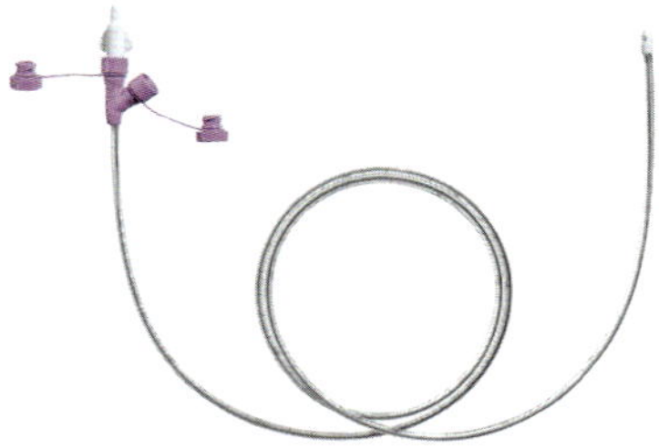
c

Abb. 3.3: Freka®-Sonden, einlumig – Magensonden aus Polyurethan zum Ernähren und Absaugen (**a:** CH 8, 80 cm; **b:** CH 10, 120 cm; **c:** CH 12, 120 cm;).

Praktischer Ablauf

Für die Auswahl der geeigneten Sonde sind mehrere Kriterien zu berücksichtigen. Der Durchmesser der Sonde sollte einerseits möglichst gering gewählt werden, um einen bestmöglichen Patientenkomfort zur erreichen. Gleichzeitig kann ein zu kleines Lumen die Applikation von Nahrung und/oder Medikamenten erschweren und zum Verschluss der Sonde führen.

Leitsatz
• Meist werden bei Kindern Durchmesser bis zu 8 Charrière (CH) und bei Erwachsenen bis zu 15 CH gewählt.
• Eine Länge von 50-60 cm ist bei Kindern, von 100-120 cm bei Erwachsenen zu wählen.

Die notwendige Sondenlänge kann vorab ermittelt werden. Hierzu wird die Länge der Distanz vom Ohrläppchen bis zur Nasenspitze (meist 10 cm) zum Abstand von der Nase bis zur Magengrube (meist 40-50 cm) addiert, um so die richtige Sondenlänge zu bestimmen. Diese Länge kann dann auf der Sonde markiert werden, um zu vermeiden, dass es zur Schleifenbildung im Magen kommt. Nach Reinigung der Nasenwege und der Auswahl des größeren Nasenlochs wird der Naseneingang mit einem lokalanästhesierenden Gel oder Spray betäubt. Der Patient befindet sich in aufrechter oder halbaufrechter Position. Zunächst wird die Sonde ca. 10 cm am Boden des Nasenganges horizontal eingeführt. Dann wird der Kopf nach vorne gebeugt und der Patient aufgefordert zu schlucken. Zeitgleich wird die Sonde vorgeschoben. Bei Hustenstoß oder Widerstand ist die Sonde zurückzuziehen und ein erneuter Versuch zu starten. Bei guter Passage wird die Sonde bis nach gastral vorgeschoben. Die korrekte Lage wird durch Einblasen von Luft mit einer Spritze über die Sonde und gleichzeitiger Auskultation mit dem Stethoskop über der Magengrube kontrolliert. Anschließend wird die Sonde mit einem Pflaster an der Nase fixiert. Vor jeder weiteren Nutzung sollte eine erneute Lagekontrolle erfolgen.

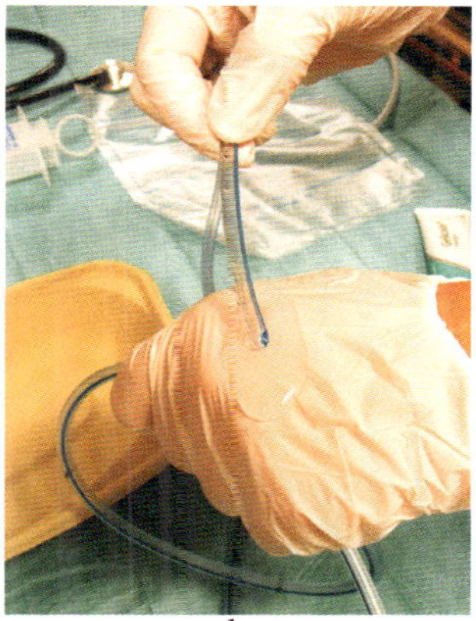

b

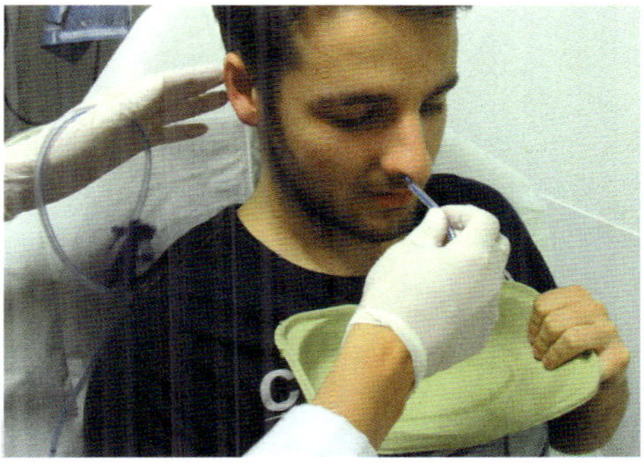

c

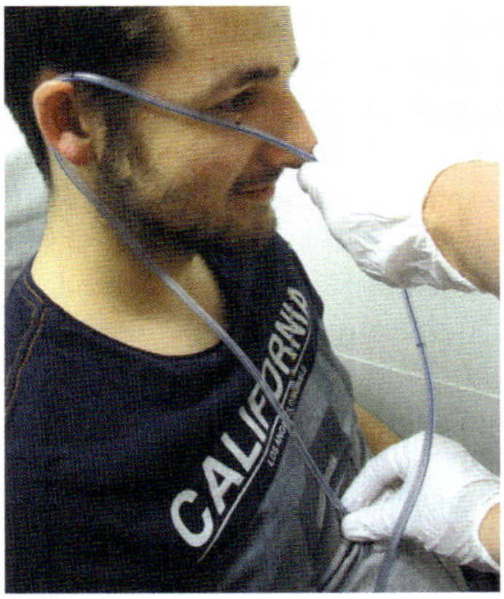

a

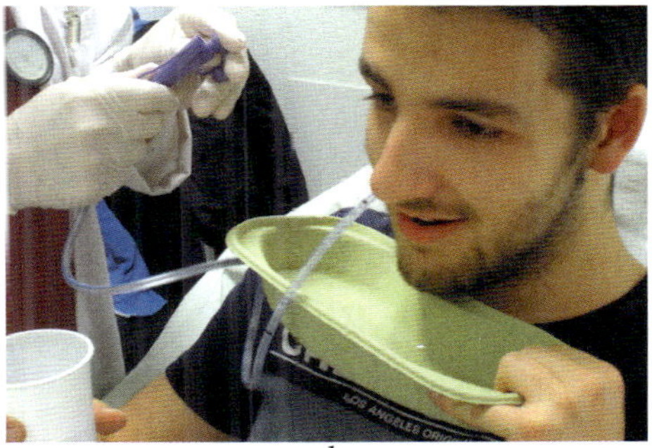

d

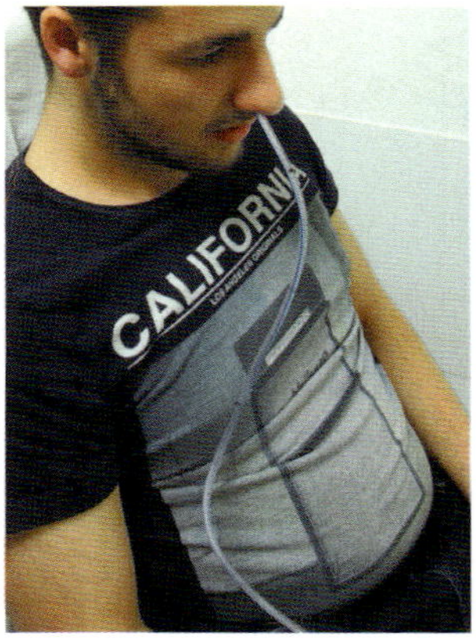

e

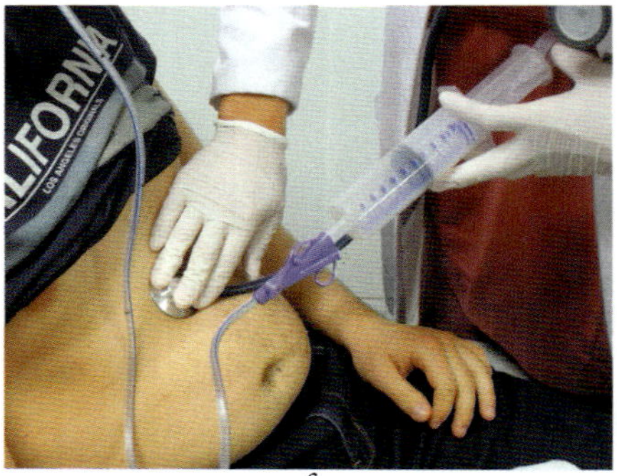

f

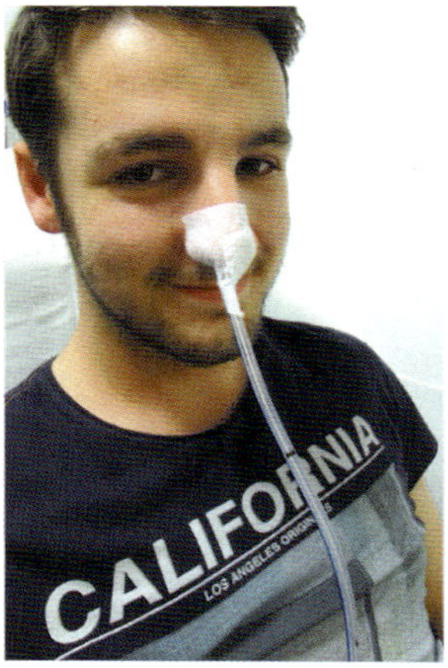

g

Abb. 3.4: Anlage einer nasogastralen Sonde. **a:** Ermittlung der Sondenlänge, ggf. Markierung. **b:** Behandlung der Sondenspitze mit lokalanästhesierendem Gel. **c:** Horizontales Einführen der Sonde. **d+e:** Vorschieben der Sonde bis zur Markierung. **f:** Kontrolle der Lage mittels Einblasen von Luft und gleichzeitiger Auskultation. **g:** Fixierung der Sonde mittels Pflaster.

Komplikationen
• akute Komplikationen: - Nasenbluten - Verletzung der zuführenden Wege - reflektorische Bradykardie - Asystolie • chronische Komplikationen: - Sondendislokation - Läsionen der zuführenden Wege - reduzierte Zufuhr von Sondenkost - Aspirationsgefahr

Tab. 3.5: Komplikationen bei der Anlage einer nasogastralen Sonde.

3.1.2. Video controlled tube (VCT)

Ein neues Verfahren ist das nasogastrale Sondensystem mit integrierter Videokamera zur videoassistierten Anlage.

Leitsatz

Der VCT
- erleichtert die Platzierung der Sonde
- vermeidet Fehlanlagen und
- erübrigt eine radiologische Lagekontrolle

Selten ist die "blinde" manuelle Anlage einer nasogastralen Sonde nicht möglich. Um jedoch trotzdem eine enterale Ernährung zu ermöglichen, ist in solchen Einzelfällen die videoassistierte Anlage eine Alternative. Komplikationen wie Epistaxis, Fehlintubation der Trachea oder Dislokationen der Sonden können mit dieser Methode minimiert werden. Insbesondere bei Patienten mit eingeschränkter Vigilanz und daraus resultierender mangelhafter Mitarbeit oder bei Patienten mit vermindertem Schluck- bzw. Hustenreflex bietet dieses Verfahren eine Option. Zusätzlich eröffnet dieses Verfahren die Möglichkeit einer atraumatischen Anlage vor allem bei Kindern und Jugendlichen.

In die Spitze der Kangaroo®-Ernährungssonde ist eine 3 mm-Kamera integriert, die während der Anlage eine Betrachtung aller wichtigen anatomischen Strukturen ermöglicht. Die Übertragung erfolgt in Echtzeit auf eine Konsole. Die Daten können zur Dokumentation mittels USB-Schnittstelle gespeichert werden. Die Sonden stehen mit 3

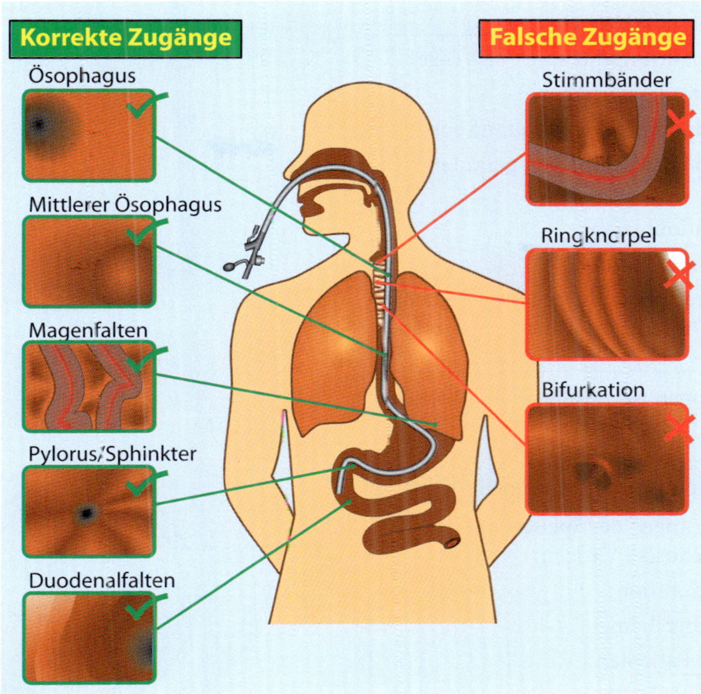

Abb. 3.5a: Videoassistierte nasogastrale Sondenanlage.

Durchmessern von 8 bis 12 French (Fr) und 3 Längen zwischen 91 und 140 cm zur Verfügung.

Vorteil dieses Verfahrens ist nicht nur die Möglichkeit der kontrollierten Anlage, sondern auch die der Lagekontrolle im Verlauf. Durch den erneuten Anschluss der Konsole kann die Lage zu jedem Zeitpunkt dargestellt werden.

Nachteilig an diesem Verfahren sind zum aktuellen Zeitpunkt die hohen Kosten des Systems sowie die häufiger auftretenden Läsionen der zuführenden Wege aufgrund des starren Materials der Sonde.

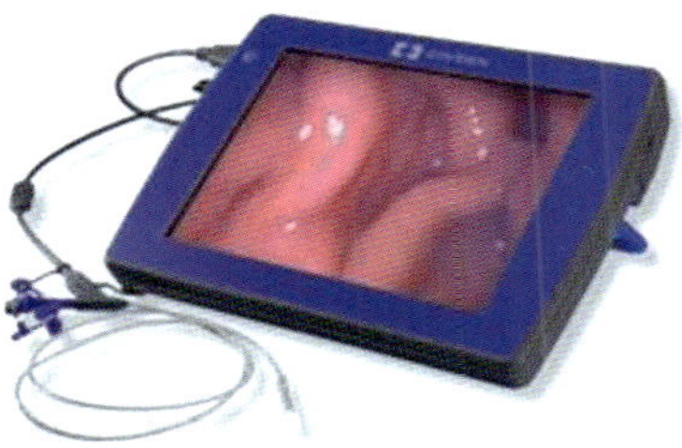

Abb. 3.5b: Anschließbare Konsole mit Echtzeit-Bildübertragung.

3.1.3. Endoskopische Anlage einer nasojejunalen Sonde bzw. kombinierten Sonde

Allgemeine Vorbereitung

> **Leitsatz**
> Bei den nasojejunalen oder kombinierten Sonden muss der Patient wie bei der Endoskopie vorbereitet werden.

Am Vortag erfolgt die Aufklärung des Patienten über den geplanten Eingriff (Endoskopie, Positionierung der Sonde) einschließlich der erforderlichen Analgosedierung. Der Patient muss am Untersuchungstag nüchtern sein. Die Anlage der Sonde erfolgt in Analgosedierung. Zur endoskopischen Untersuchung bedarf es mindestens einer Endoskopieschwester und zweier Ärzte. Die Ärzte sollten Erfahrungen in der Endoskopie und im Einsatz der Applikationstechniken haben, da je nach Situs eine kurzfristige Modifikation notwendig werden kann.

Indikationen
• kurzzeitige Ernährungstherapie (<30 Tage) • schwere Gerinnungsstörungen • Kontraindikationen gegen perkutane Sonden • technisch unmögliches Anlegen perkutaner Sonden • erhöhte Aspirationsgefahr • Magenentleerungsstörung • frühe postoperative Sondenernährung, da die Motilität des Dünndarms früher einsetzt als die des Magens

Tab. 3.6: Indikationen zur Anlage einer nasojejunalen Sonde.

Relative Kontraindikationen
• Wandveränderungen der Speiseröhre (Divertikel, Stenosen, Varizen) • Ösophagusperforation • unstillbares Erbrechen • unkooperative Patienten

Tab. 3.7: Kontraindikationen zur Anlage einer nasojejunalen Sonde.

Material
• Sonde • ggf. Gleitmittel (Silikonöl/Wasser) für Mandrin • Pflasterset • Gastroskop (großlumig)/Kinderkoloskop • Fasszange

Tab. 3.8: Material zur Anlage einer nasojejunalen Sonde.

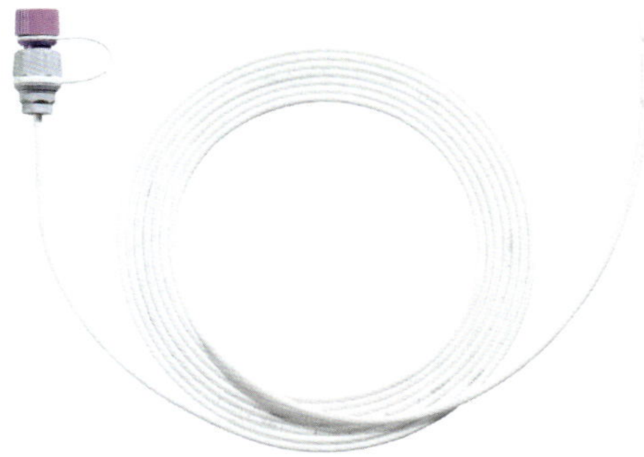

a

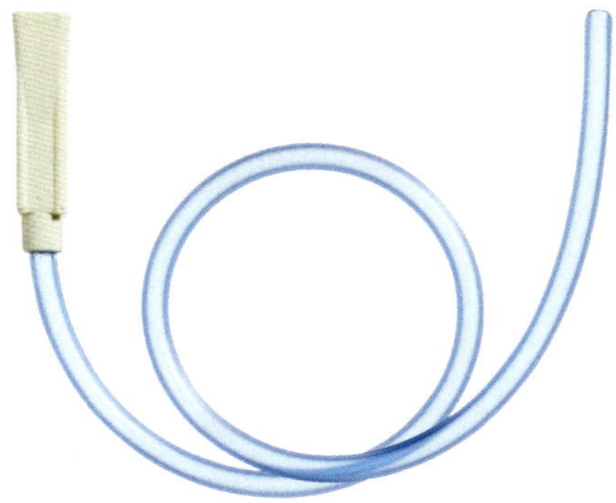

b

Abb. 3.6: **a:** Freka® Endolumina, einlumig. Dünndarm-Ernährungssonde aus Polyurethan zur endoskopsichen Anlage, Platzierung durch den Arbeitskanal (>2,8 mm) des Endoskopes (CH 8, 270 cm). **b:** Umlenkkatheter zur nasooralen Umleitung.

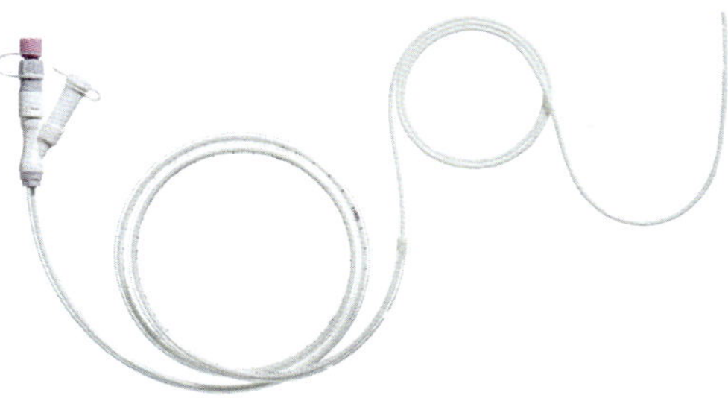

Abb. 3.7: Freka® Easy In, zweilumig. Spezialsonde aus Polyurethan für die Intensivmedizin zum Ernähren und Absaugen (intestinal CH 8, 270 cm; gastral CH 16, 100 cm).

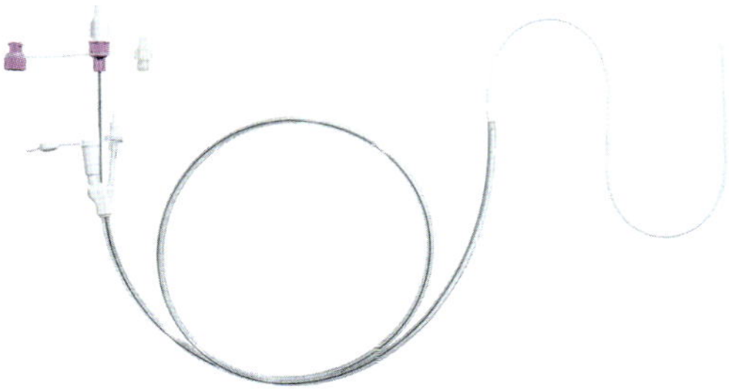

Abb. 3.8: Freka® Trelumina, dreilumig. Spezialsonde aus Polyurethan für die Intensivmedizin zum Ernähren und Absaugen (intestinal CH 9, 150 cm; gastral CH 16, 95 cm).

Praktischer Ablauf

> **Leitsatz**
> Entscheidend für den erfolgreichen klinischen Einsatz bei der Anlage der nasointestinalen Sonden ist die Applikationstechnik, die eine sichere und dauerhafte Lage der Sonde im Bereich distal der Flexura duodenojejunalis gewährleistet.
> Unterschieden werden drei Techniken:
> - TTS (*through the scope*)
> - OTW (*over the wire*)
> - BTS (*beneath the scope*)

Through the scope (TTS)

Die einfachste Methode ist die *through the scope* (TTS)-Technik. Das Endoskop wird weit bis hinter das Treitz'sche Band eingeführt. Hier kann die Verwendung eines Kinderkoloskopes hilfreich sein, da es bei adäquatem Arbeitskanal und kleinem Durchmesser länger ist. Die dünnlumige Sonde wird über den Arbeitskanal direkt in das Jejunum eingebracht. Unter Rückzug des Gerätes wird die Sonde simultan vorgeschoben, um so die Positionierung der Sondenspitze im Jejunum beizubehalten. Bei der abschließenden nasooralen Umleitung muss auf einen geraden Sondenverlauf geachtet werden. Eine radiologische Kontrolle ist nicht während, jedoch nach der Anlage erforderlich. Nachteil dieser Methode ist, dass selbst bei Verwendung von Geräten mit maximal großem Arbeitskanal nur einlumige Sonden mit geringem Durchmesser verwendet werden können.

Over the wire (OTW)

Bei der *over the wire* (OTW)-Technik wird ebenfalls das Endoskop bis hinter das Treitz'sche Band eingeführt. Anschließend wird ein Führungsdraht soweit wie möglich in den Dünndarm vorgebracht und bei Entfernung des Endoskopes dort belassen. Danach wird über diesen liegenden Draht, der zuvor nasal umgeleitet wurde, die Sonde vorerst im Magen und im weiteren Verlauf unter radiologischer Kontrolle schließlich im Jejunum platziert. Der Vorteil dieser Methode besteht in der direkten Kontrolle der Lage im Jejunum, nachteilig ist jedoch die Röntgenbelastung.

Beneath the scope (BTS)

Sehr häufig wird die Anlagetechnik *beneath the scope* (BTS) verwendet. Hierbei wird endoskopisch das distale Ende der zuvor nasogastral eingeführten Sonde mit einer Zange gefasst und mit dem Gerät nach intestinal geführt. Eine Vielzahl der Sonden besitzen distal eine Verjüngung zum Greifen mittels einer Spezialfasszange. Es sollte endoskopisch das Treitz'sche Band überwunden werden. Ist ein weiteres Vorspiegeln nicht möglich, wird die Zange mit der fixierten Sonde maximal vorgeschoben, danach *in situ* belassen und simultan das Endoskop in den Magen zurückgezogen. Anschließend wird die Zange gelöst und in das Gerät zurückgeführt. Kommt es zur Sondendislokation nach proximal, kann diese erneut mit der Zange gefasst und vorgeschoben werden. Bei mehrlumigen Sonden ist darauf zu achten, dass die gastrale Sondenöffnung nicht postpylorisch positioniert wird.

> **Leitsatz**
> Das BTS-Verfahren ist dem OTW-Verfahren als gleichwertig anzusehen. Die Auswahl der Methode hängt vom Untersucher ab.

Heute werden meist zwei Verfahren kombiniert. Bei der Zweilumensonde Freka® Easy In wird zunächst der jejunale Schenkel mittels TTS-Technik im Jejunum platziert. Nach nasooraler Umleitung wird über die liegende Sonde der gastrale Schenkel eingebracht.

Komplikationen
• Verletzung der zuführenden Wege
• Dislokationsgefahr
• Aspiration
• Erosionen
• Ulzerationen

Tab. 3.9: Komplikationen bei der Anlage einer nasojejunalen Sonde.

3.1.4. Standardisierte Nachsorge transnasaler Sonden (ein- oder mehrlumig)

Material
• Händedesinfektionsmittel
• Hautdesinfektionsmittel
• isotone Kochsalzlösung
• 1 Paar unsterile Einmalhandschuhe
• 2-3 sterile Watteträger/Kompressen
• 2-3 sterile Tupfer
• Pflaster zur Sondenfixierung
• Nasensalbe (z.B. Panthenol-Nasensalbe)
• Abwurfschale
• wasserfester Stift

Tab. 3.10: Material Nachsorge transnasale Sonden.

Praktischer Ablauf

Nach Beendigung der Nahrungszufuhr muss die Sonde mit mindestens 20-30 ml Wasser durchgespült werden. Je nach Sondenart finden sich hier Markierungen auf dem gastralen und jejunalen Schenkel. Nach einer hygienischen Händedesinfektion sollten Einmalhandschuhe angezogen werden. Anschließend wird das Fixierungspflaster vorsichtig gelöst. Sollten sich Pflasterrückstände an Haut oder Sondenschlauch befinden, werden diese mit einer in Kochsalzlösung getränkten Kompresse entfernt. Hier sollten keine Wundbenzine oder Acetate verwendet werden, da es dadurch zu Schäden an dem Sondenmaterial kommen kann. Bei Bedarf sollten ebenfalls die Sondenansätze mit lauwarmem Wasser gereinigt werden. Anschließend erfolgt die Reinigung der Nasenlöcher mit getränkten Tupfern/Watteträgern, ggf. sollte Nasensalbe aufgetragen werden. Die Sonde wird vorsichtig von rechts nach links bewegt und auf Knickstellen kontrolliert. Darüber hinaus erfolgt die Inspektion der Nasenöffnungen und der Nasenschleimhäute auf Rötungen, Läsionen, Sekretion oder Blutungsstellen. Vor erneuter Befestigung der Sonde sollte erneut eine Lagekontrolle z.B. durch Luftinsufflation und Auskultation erfolgen. Zur Prävention von Druckulcera kann die Position der Sonde leicht verändert und anschließend spannungsfrei mit neuem Pflaster fixiert werden.

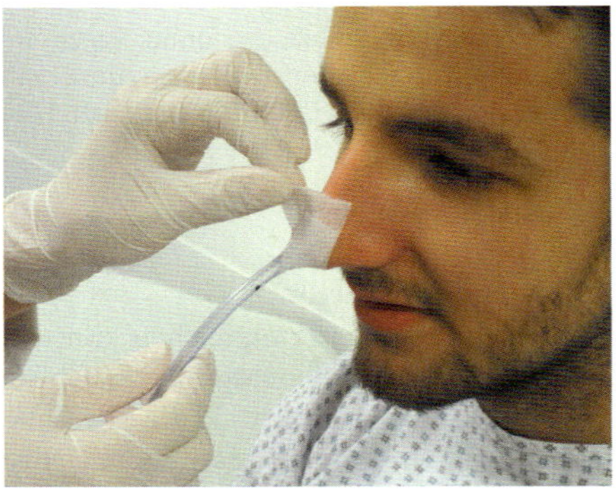

a

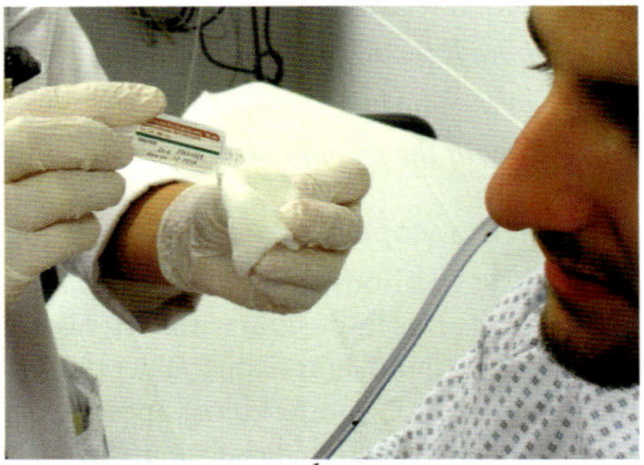

b

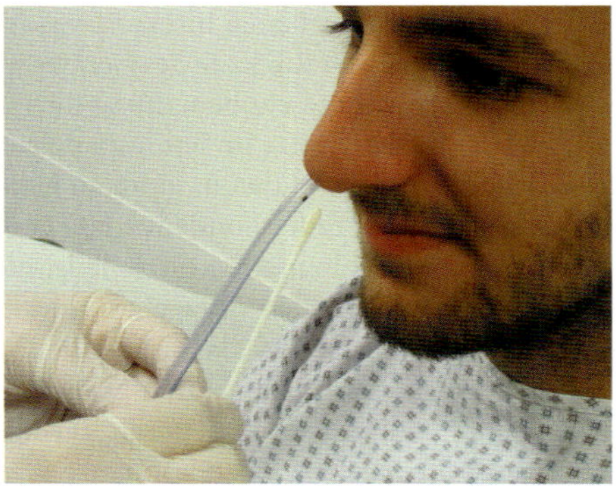

c

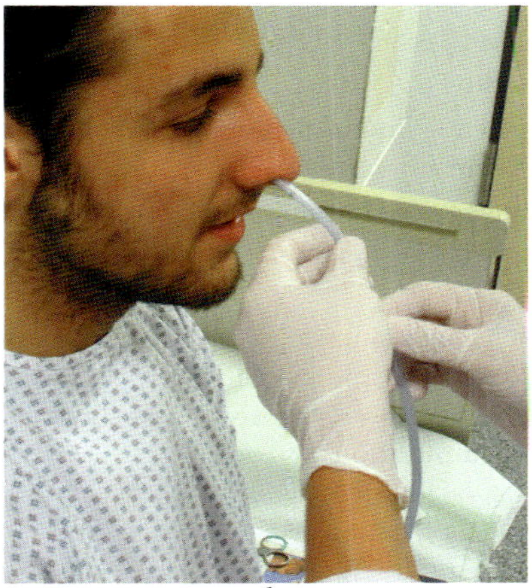

d

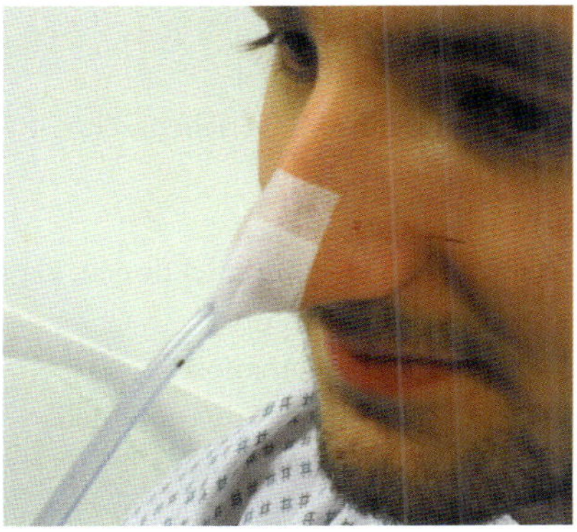

e

Abb. 3.9: Standardisierte Nachsorge transnasaler Sonden. **a:** Lösen des Fixierungspflasters. **b:** Entfernung von Pflasterrückständen mit einer in Kochsalz getränkten Kompresse/Pflasterlöser von Haut und Sondenschlauch. **c:** Anschließend erfolgt die Reinigung der Nasenlöcher mit getränkten Tupfern/Watteträgern. **d:** Die Sonde wird vorsichtig von rechts nach links bewegt und auf Knickstellen kontrolliert. Darüber hinaus erfolgt die Inspektion der Nasenöffnungen und der Nasenschleimhäute auf Rötungen, Läsionen, Sekretion oder Blutungsstellen. **e:** Fixierung der Sonden mit neuem Pflaster.

3.2. Perkutane Sonden

Als Verfahren zur enteralen Ernährung bei Patienten, die absehbar länger als einen Zeitraum von 3 Wochen quantitativ und qualitativ nicht ausreichend Nahrung zu sich nehmen können, stehen perkutane Sondensysteme zur Verfügung. Für diese Entscheidung muss jedoch kritisch der individuelle Nutzen für den einzelnen Patienten abgewogen werden. Kriterien dafür sind der klinische Verlauf, die Prognose sowie Fragen nach der Lebensqualität und Autonomie. Bei infauster Prognose mit absehbar kurzer Überlebenszeit kann auch die Entscheidung gegen eine enterale Ernährung sinnvoll sein.

Endoskopische Verfahren
• Primärsysteme - PEG: perkutane endoskopische Gastrostomie - JET-PEG: PEG mit jejunalem Schenkel - EPJ: endoskopisch perkutane Jejunostomie - EPJ-J: EPJ mit jejunalem Schenkel - PEC: perkutane endoskopische Coecumstomie • Sekundärsysteme - Button - Gastrotube
Sonographisches Verfahren
• PSG: perkutan sonographische Gastrostomie
Radiologisches Verfahren
• PRG: perkutan radiologische Gastrostomie
Chirurgisches Verfahren
• FKJ: Feinnadel-Katheter-Jejunostomie

Tab. 3.11: Übersicht perkutaner Sondensysteme.

3.2.1. Endoskopische perkutane Verfahren

3.2.1.1. PEG: perkutane endoskopische Gastrostomie

Allgemeine Vorbereitung

24 Stunden vor dem geplanten Eingriff erfolgt die Aufklärung des Patienten/Betreuers. Es muss eine unterschriebene rechtsgültige Einverständniserklärung vorliegen sowie eine Kopie an den Patienten/Betreuer ausgehändigt werden. Der Patient muss mindestens 8 h, bei Retentionsmagen 24 h vor dem geplanten Eingriff nüchtern sein. Über einen sicheren venösen Zugang erfolgt 30 Minuten vor dem Eingriff die Gabe einer Antibiotikaprophylaxe (z.B. Cephalosporine der I. Generation). Die Gerinnungsparameter (Quick >50 %, PTT < 40 s, Thrombozyten > 50.000) sollten kontrolliert werden. Der Patient wird während der Endoskopie in Rückenlage mit Kopfseitlage gelagert, ggf. ist

eine Fixierung der Hände mit Klettband sinnvoll. Darüber hinaus wird zur Sicherung der oberen Atemwege ein Guedel-Tubus eingelegt. Ggf. kann bei abdominell längerem Haarwuchs das Kürzen mittels Langhaarschneider notwendig sein. Für die Untersuchung bedarf es mindestens einer Person zur Durchführung der Sedierung, einer Endoskopieschwester und zweier Ärzte zur Endoskopie und Punktion. Die Ärzte sollten Erfahrung in der Endoskopie und im Einsatz von verschiedenen Sondentechniken haben, da je nach Situs gelegentlich eine Veränderung der Applikationstechnik notwendig werden kann.

Leitsatz

Bei der Anlage einer PEG werden zwei Methoden unterschieden:

1. Fadendurchzugsmethode
2. Direktpunktionsmethode

Meist wird die Fadendurchzugsmethode angewandt. Ist eine Passage der Ernährungssonde des oberen Gastrointestinaltraktes jedoch nicht möglich, kann eine Direktpunktion indiziert sein.

Fadendurchszugsmethode

Indikationen
• langzeitige Ernährungstherapie (> 30 Tage) • Ösophagusstenosen, -fisteln, -leckagen • stenosierende Tumore in Mund, Hals, GIT • Schluckstörungen mit Aspirationsgefahr, z.B. bei neurologischen Erkrankungen (Apoplexie, SHT, zerebrale Ischämien, apallisches Syndrom, Muskeldystrophie) • Sicherung des Ernährungsweges bei onkologischen Patienten, z.B. bei Strahlentherapie, Mukositis • Sicherung der Ernährung bei multimorbiden Patienten • Malnutrition bei chronisch kranken Patienten (Mukoviszidose, COPD)

Tab. 3.12: Indikationen zur Anlage einer PEG mittels Fadendurchzugsmethode.

Kontraindikationen
• absolut - fehlende Endoskopieoption, z.B. absolutes Passagehindernis - schwere Gerinnungsstörungen (Quick < 50 %, PTT > 45 s, Thrombozyten < 50.000) - Magenausgangsstenosen, z.B. aufgrund endoskopischer Lokalbefunde wie schwerer Ulcera, schwerer erosiver Gastritiden, Tumorinfiltration - allgemeine KI gegen eine enterale Ernährung, z.B. Peritonitis, Ileus - akute abdominelle Erkrankungen, z.B. Infektionen, Pankreatitis, Peritonitis - Anorexia nervosa - schwere Psychosen - infauste Prognose (Überlebenszeit < 4 Wochen)
• relativ - Chemotherapie, akute Infektionen, Sepsis - fehlende Diaphanoskopie - Aszites, Peritonealkarzinose - Ulkus im Bereich der Punktionsstelle - Ventrikuloperitonealer Shunt - Magenteilresektion - anatomische Besonderheiten (z.B. aufgrund einer postoperativen Bauchdeckenhernie) - portale Hypertension, Magenvarizen - Ileus/intestinale Obstruktionen

Tab. 3.13: Kontraindikationen zur Anlage einer PEG mittels Fadendurchzugsmethode.

Eine fehlende Diaphanoskopie stellt heute keine absolute Kontraindikation mehr dar. Sind bei der Impression der Bauchdecke ein gutes Vorwölben der Magenwand und bei der Probepunktion mit einer dünnen Nadel eine gute Passage in den Magen zu erzielen, kann mit einiger Erfahrung eine PEG sicher angelegt werden. Größere Mengen Aszites oder auch eine Peritonealkarzinose können das Verkleben der Magen- mit der Bauchwand verhindern und stellten früher eine Kontraindikation dar. Ist periinterventionell die Einlage einer dauerhaften Aszitesdrainage gewährleistet, kann eine PEG mittels Direktpunktionsverfahren und Gastropexie (s.u.) angewandt werden.

Leitsatz
Ein aktives Ulkus stellt nur dann eine Kontraindikation dar, wenn es im Bereich der Punktionsstelle an der Magenvorderwand oder im Magenausgang liegt.

Material
Monitoring (Pulsoxymetrie, Blutdruckmessung, ggf. EKG-Ableitung) Ein steriler Tisch, speziell für die Untersuchung, sollte vorbereitet sein: • PEG-Sondenset - Skalpell - Punktionskanüle aus Stahl mit Kunststoffhülse - äußere Halteplatte - Ritsch-Ratsch-Klemme - Ansatzadapter • Lochtuch • Kompressen • Verbandsset mit Y-Kompresse • Spritze (10 ml) mit Lokalanästhetikum • 1 er-Punktionsnadel • Sedierung, z.B. Midazolam (5 mg/5 ml) und Propofol (200 mg/20 ml), • Standardgastroskop • steriler Kittel • sterile Handschuhe

Tab. 3.14: Material zur Anlage einer PEG mittels Fadendurchzugsmethode.

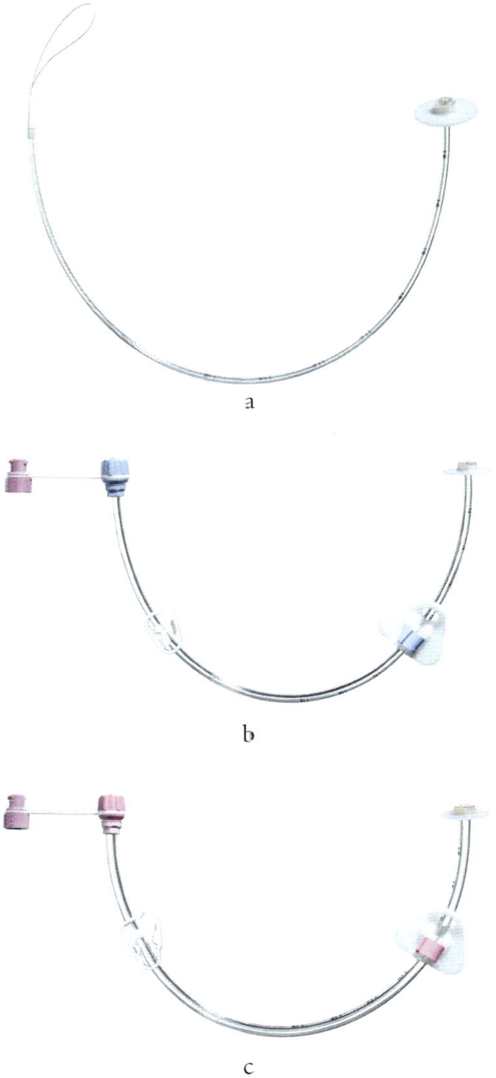

Abb. 3.10: Freka® PEG-Set, gastral. **a**: CH 9, vor Anbringung der Ritsch-Ratsch-Klemme, äußeren Halteplatte und der Ansatzadapter; **b**: CH 15, mit Ritsch-Ratsch-Klemme, äußeren Halteplatte und Ansatzadapter; **c**: CH 20.

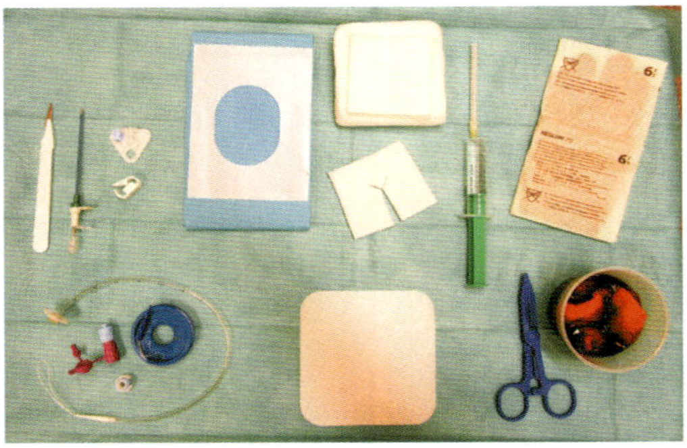

Abb. 3.11: Steriler Tisch zur PEG-Anlage mittels Fadendurchzugsmethode.

Praktischer Ablauf

Primär erfolgt die Gastroskopie und relevante Erkrankungen oder Kontraindikationen werden ausgeschlossen. Bei abgedunkeltem Raum wird nach ausgiebiger Luftinsufflation im Bereich der Magenvorderwand, proximal der Angulusfalte, nach einer Diaphanoskopie gesucht. Ideal ist eine umschriebene, eindeutige und klar identifizierbare Diaphanie mit eindeutig positivem Fingerdruck und problemloser Reproduzierbarkeit.

Nach Lokalisierung der Punktionsstelle erfolgt die Lokalanästhesie. Zunächst wird ein subkutanes Depot unmittelbar unter die Haut gespritzt ("Quaddeln"). Dieselbe Nadel wird anschließend unter Aspiration in Punktionsrichtung bis ins Magenlumen vorgeschoben. Falls Luft oder Blut aspiriert werden, ohne dass die Nadelspitze im Magenlumen sichtbar ist, muss die Punktionsstelle gewechselt werden (negativer Nadelaspirationstest). Erscheint die Nadel im Magenlumen, sind Länge und Richtung des zukünftigen Stomakanales zu ermitteln. Nun gibt es die Möglichkeit, diese Nadel mittels einer Greifzange, welche durch das Endoskop eingeführt wurde, zu fassen und so eine sichere Position der Magenwand an der Bauchwand zu halten (Rückhaltetechnik).

Anschließend erfolgt eine 1 cm breite Stichinzision entlang der Hautlinien. Sie sollte nicht zu klein sein, da es so nach der Anlage der PEG zu Drucknekrosen kommen kann. Sie sollte jedoch auch nicht zu groß sein, da es so zu Undichtigkeiten kommen kann. Nach der Stichinzision erfolgt die Einführung der Punktionskanüle des handelsüblichen Sets. Nach Rückzug der Punktionsnadel verbleibt die Einführhülse gastral. Hierüber wird dann der Zugfaden eingeführt, mit einer Zange gefasst und nach oral gezogen. An das Ende dieses Fadens wird die PEG-Sonde angebunden und durch den Oropharynx in den Magen gezogen. Der Zungengrund des Patienten wird durch Einlegen eines Fingers zwischen Faden und Zunge geschützt. Der Zug erfolgt vorsichtig und kontinuierlich. Die innere Halteplatte muss sich am Ende der Untersuchung an der vorderen Magenwand befinden. Eine endoskopische Lagekontrolle ist in der Regel nicht notwendig. Die Sonde wird mit leichtem Druck über die äußere Halteplatte fixiert, damit eine Adhäsion zwischen Magen- und Bauchwand erfolgen kann. Abschließend erfolgt die Versorgung der Wunde mit einem sterilen Verband. Nach 24-48 Stunden kann die Sonde gelockert, im Stomakanal gedreht und vor Anlage eines neuen Verbandes wieder leicht angezogen werden.

Direktpunktionstechnik (modifiziert nach Dormann)

Prinzipiell von dieser Methode abweichend ist das Verfahren der Direktpunktion (Einbringen der Sonde von außen nach innen). Hierbei wird eine Passage des Oropharynx oder Ösophagus mit der PEG vermieden. Tabelle 3.15 enthält typische Indikationen für dieses Verfahren.

Indikationen
• primäre nasale Endoskopie • hochgradige Stenosen im Ösophagus/Oropharynx • Gefahr der Tumorverschleppung durch Durchzugs-PEG, besonders bei kurativem Therapiekonzept • oropharyngeal mit MRSA besiedelte Patienten • PEG-Anlage mit Gastropexie sinnvoll z.B. bei Aszitesbildung/Peritonealkarzinose

Tab. 3.15: Indikationen zur PEG mittels Direktpunktionsmethode.

Kontraindikationen
Hier gelten die gleichen Kontraindikationen wie für die Anlage einer PEG mittels Fadendurchzugsmethode (☞ Tab. 3.13).

Tab. 3.16: Kontraindikationen zur PEG mittels Direktpunktionsmethode.

Material

Monitoring (Pulsoxymetrie, Blutdruckmessung, ggf. EKG-Ableitung)
Ein steriler Tisch speziell für die Untersuchung sollte folgendes beinhalten:

- Direktpunktions-Set
  - PEG-Sonde
  - Skalpell
  - Punktionskanüle aus Stahl mit Peel-off Kunststoffhülse
  - äußere Halteplatte
  - Ritsch-Ratsch-Klemme
  - Nahtapparat
  - Fadenset
- Lochtuch
- Kompressen
- Verbandsset mit Y-Kompresse
- Spritze (10 ml) mit Lokalanästhetikum
- 1 er-Punktionsnadel
- 4 ml physiologischer Kochsalzlösung 0,9 %ig
- Sedierung, z.B. Midazolam (5 mg/5 ml) und Propofol (200 mg/20 ml)
- Stenosegastroskop
- steriler Kittel
- sterile Handschuhe

Tab. 3.17: Material zur Anlage einer PEG mittels Direktpunktion.

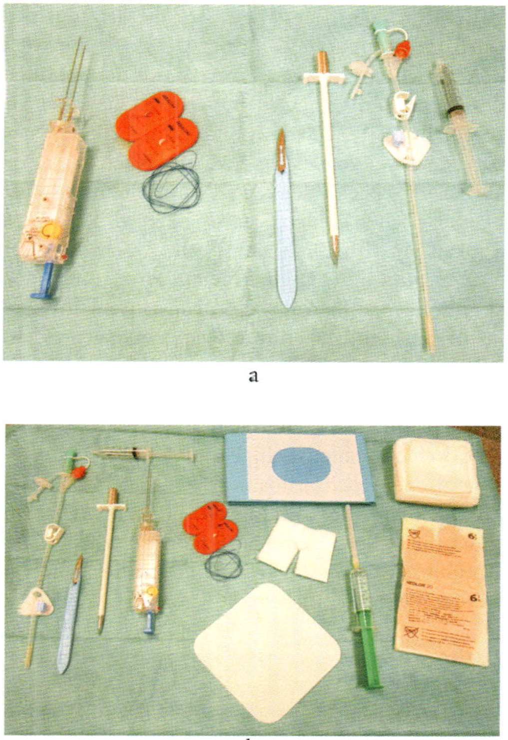

a

b

Abb. 3.12: **a:** Freka® Pexact-Set CH 15 II. **b:** Steriler Tisch mit Material zur PEG-Anlage mittels Direktpunktionsmethode.

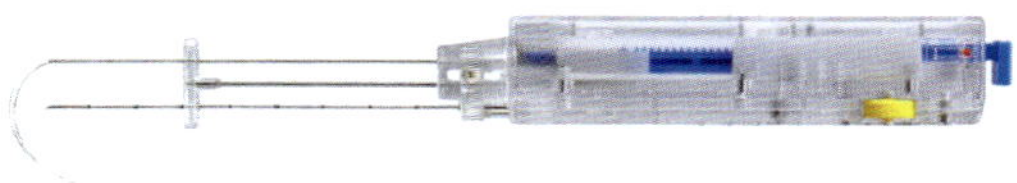

Abb. 3.13: GastroPexie Device II.

Praktischer Ablauf

Die Anlage einer Direktpunktions-PEG erfolgt bei allen Patienten standardisiert. Es erfolgt primär die Gastroskopie durch nasale oder orale Intubation. Bei hochgradigen Stenosen wird zunächst ein Führungsdraht durch die Stenose und das Endoskop dann unter radiologischer Kontrolle gastral platziert. Nach endoskopischem Ausschluss einer Magenausgangsstenose und Nachweis der Diaphanoskopie bzw. positivem Fingerdruck erfolgen die lokale Anästhesie und ein positiver Nadelaspirationstest. Anschließend wird das Magenlumen mittels doppellumigem Gastropexiegerät punktiert. Bei sicherer intragastraler Lage wird die Schlinge des Gastropexieapparates geöffnet, der Gastropexiefaden eingebracht, nach Fixierung mit der Schlinge der Apparat entfernt und die Gastropexie angelegt. In einem Abstand von 2-4 cm erfolgt die Platzierung der zweiten Gastropexienaht. Nach einer Stichinzision (Breite der Klinge eines Standardskalpells) zwischen beiden Gastropexien wird mit dem Trokar einschließlich der Peel-off-Schleuse der Magen punktiert. Hierbei ist auf eine gute endoskopische Insufflation von Luft zu achten, um Verletzungen der Magenhinterwand zu vermeiden. Zusätzlich können die Gastropexiefäden als Rückhaltefäden der Bauchdecke verwendet werden. Bei sicherer intragastraler Lage wird der Ballonkatheter durch die Schleuse eingebracht, mit 3-5 ml physiologischer Kochsalzlösung 0,9 %ig geblockt und anschließend das Endoskop entfernt. Danach muss die äußere Halteplatte fixiert werden. Zum Abschluss werden die Wunde desinfiziert und ein steriler Verband angelegt.

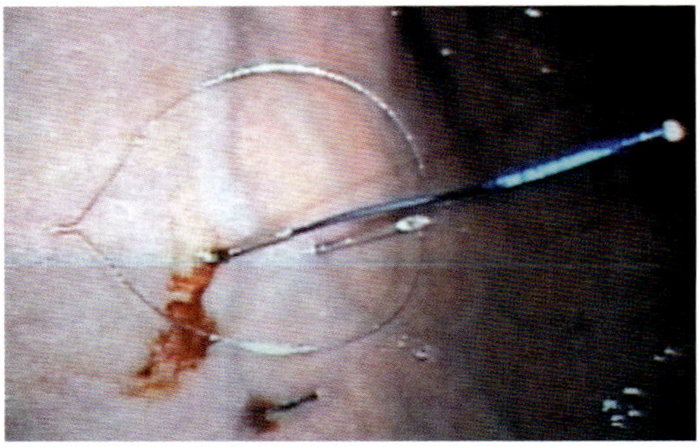
a

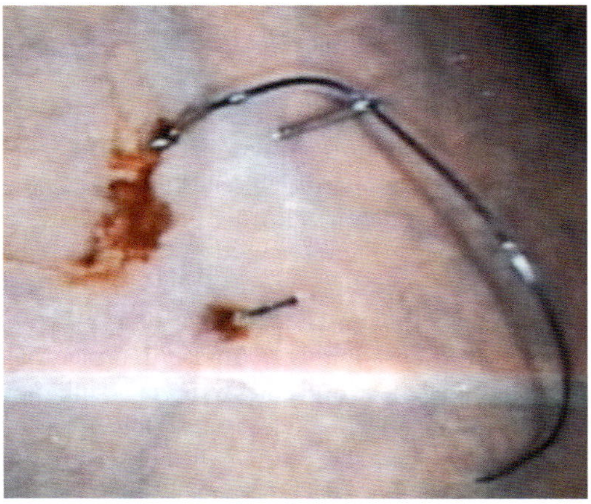
b

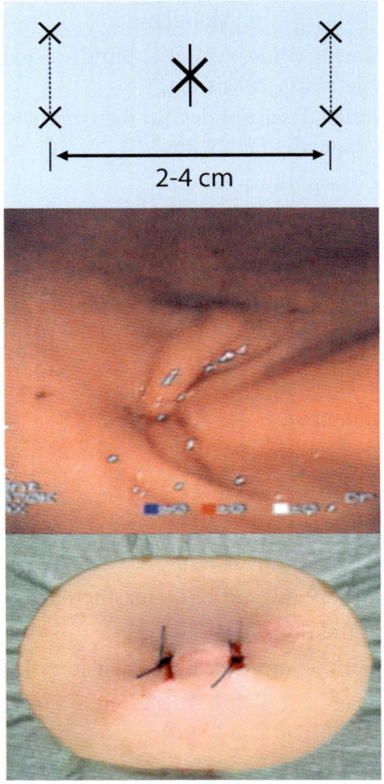

c

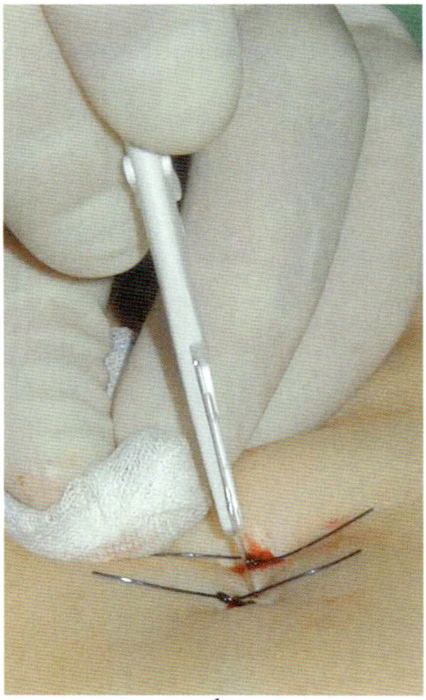
d

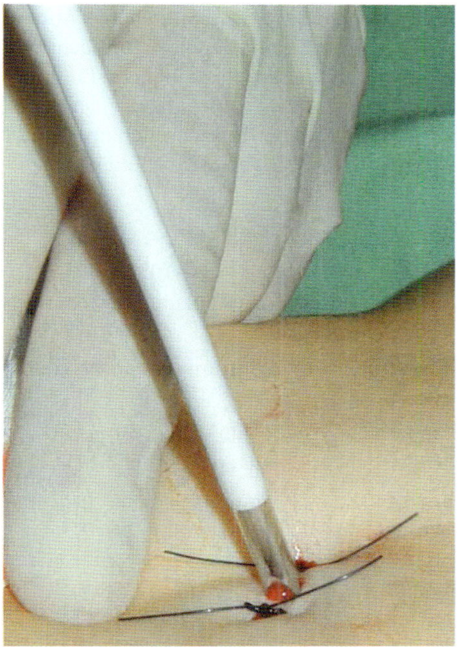

e

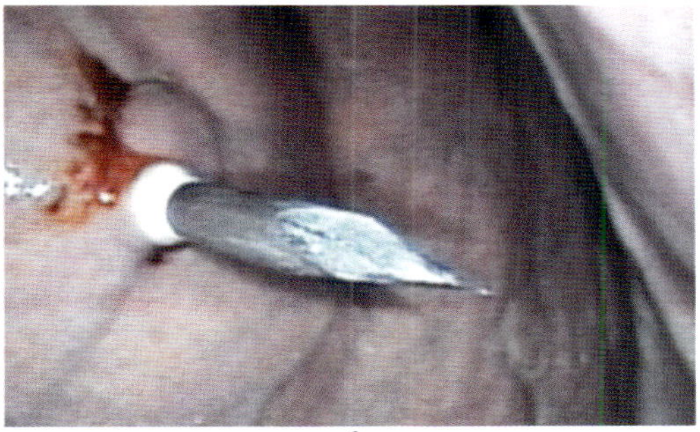

f

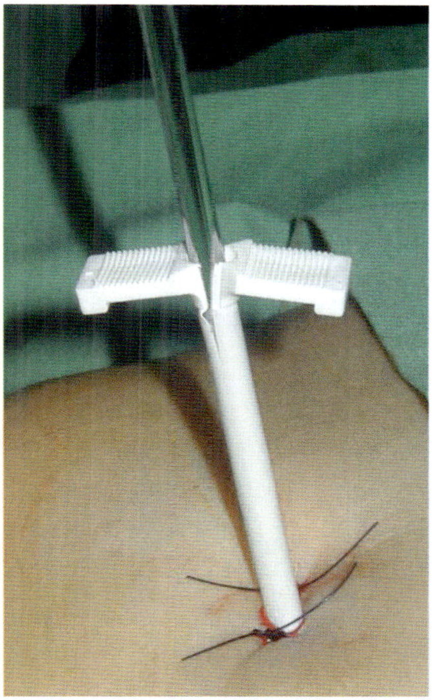

g

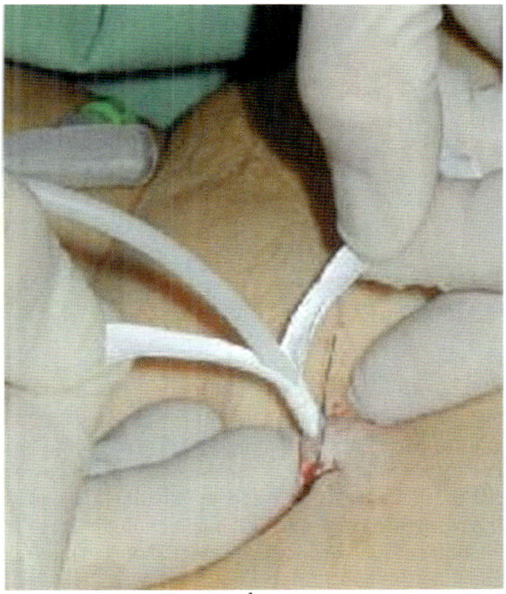

h

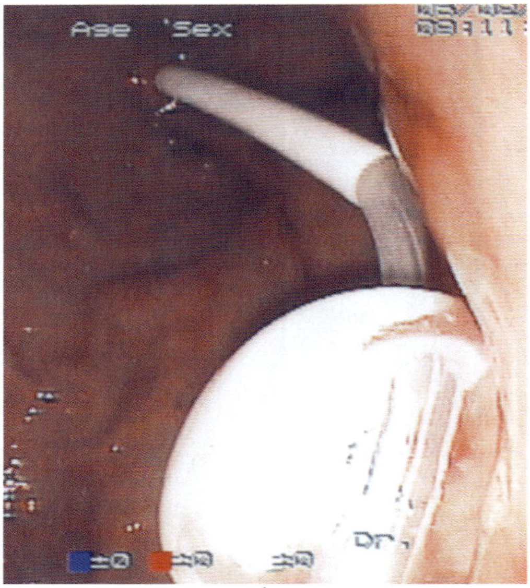

i

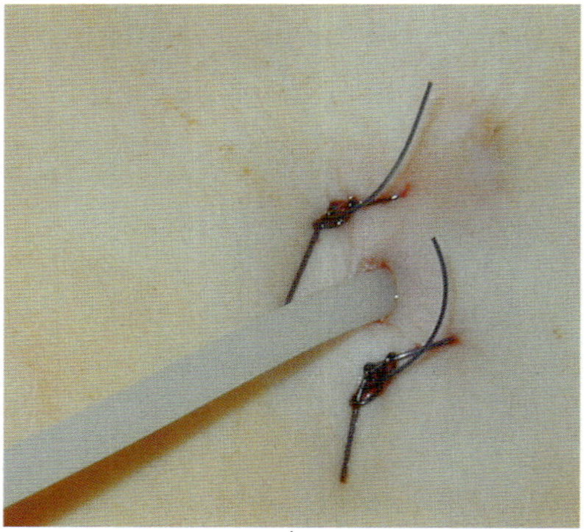

j

Abb. 3.14a-j: Anlage einer PEG mittels Direktpunktion und Gastropexieapparat. **a:** Gastropexieapparat in situ mit geöffneter Schlinge. **b:** Gefasster Nahtfaden. **c:** Doppelte Gastropexie von innen und außen mit Nahtabstand. **d:** Stichinzision. **e:** Punktion mit Trokar. **f:** Trokar von gastral. **g:** Trokat mit Peel-off-Schleuse. **h:** Peel-off der Schleuse. **i:** Geblockter Ballon von innen. **j:** Ende der Untersuchung.

Ein weiteres System zur Anlage einer PEG mit Direktpunktion ist das Kimberly-Clark MIC-KEY Gastrostomy Kit®. Hier erfolgt die Anlage der Gastropexie durch Einbringen von sog. T-Ankern und anschließender Fixierung durch Zug mittels Knopf von außen auf der Haut. Diese Knöpfe fallen nach einigen Tagen von selber ab. Nachteilig an diesem Verfahren sind das mögliche Einwachsen der Anker sowie die Notwendigkeit der seriellen Dilatation, welche bei Erwachsenen aufgrund der Dicke der Bauchdecke schwierig sein kann.

Material
• Saf-T-Pexy T-fasteners (T-Anker) • serielles teleskopisches Dilatatorsystem mit peel-away-sheath • Messeinheit zur Bestimmung der Bauchdeckendicke • Sicherheitssysteme zur Vermeidung von Nadelstichverletzungen (☞ Tab. 3.17)

Tab. 3.18: Material zur Anlage einer PEG mittels Direktpunktion.

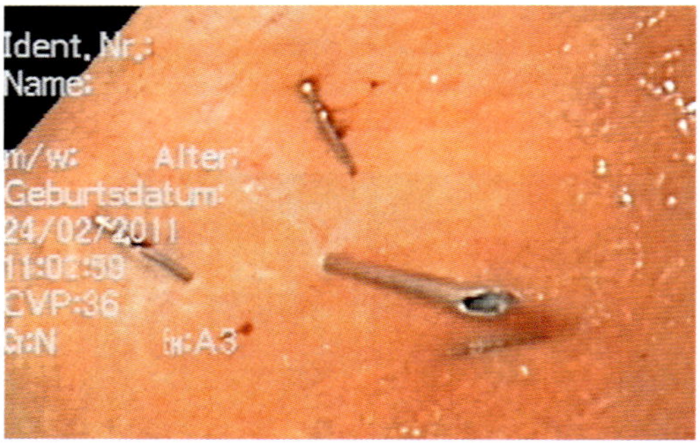

a

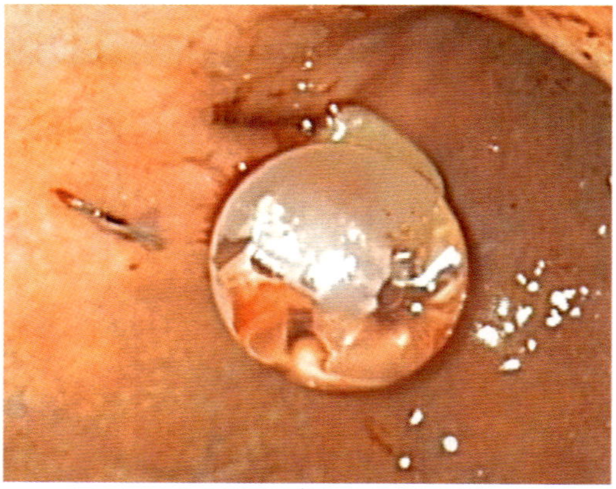

b

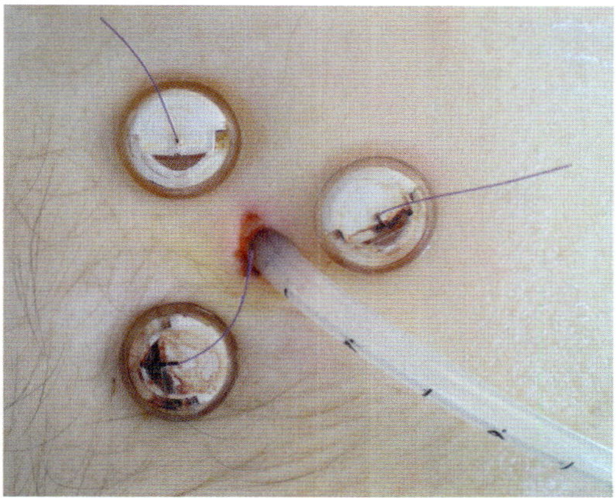

c

Abb. 3.15a-c: Anlage einer PEG mittels Direktpunktion und Saf-T-Pexy-fasteners (T-Anker). **a:** Erneute Punktion, 2 bereits fixierte T-Anker. **b:** Einbringen der Ernährungssonde nach serieller Dilatation, gefüllter Ballon. **c:** Fixierung der T-Anker, Knöpfe.

Komplikationen bei der PEG-Anlage

Eine Übersicht zu den verschiedenen Komplikationen und pflegerischen oder endoskopischen Maßnahmen gibt Tab. 3.19.

Komplikationen	Lösungsvorschläge
akute Komplikationen	
Passage- und Durchzugsstörungen	alternativ: Direktpunktionsverfahren
Läsionen/Verletzungen beim Durchzug	Fadenführung mit dem Finger
Fehlpunktionen	optimale Untersuchungsbedingungen, topografische Kenntnisse
Blutungen	lokale Kompression durch Lokalanästhesie/endoskopische Blutstillung mittels z.B. Clips/chirurgische Intervention
Zeltdachphänomen	Luftinsufflation, Rückhaltetechnik
chronische Komplikationen	
lokale/peristomale Infektionen	standardisierter Verbandswechsel entsprechend des Infektionsgrades (gemäß der Kölner Klassifikation für lokale Infektionen Grad I bis III, ☞ Tab. 3.20)
systemische Infektionen/Aspirationspneumonie, Peritonitis, Fasziitis	Antibiotikaprophylaxe systemische Antibiose chirurgische Intervention
Impfmetastasen	alternativ: Direktpunktionsverfahren
peristomale Hypergranulationen	Silbernitrat-Ätzstift, Argon-Plasma-Koagulation, Druckentlastung mittels Button/Gastrotube
Sondenokklusion	spülen mit Mineralwasser, Vitamin C Brausetablette, Cola, Kreon mit Bicarbonat
Sondendefekte/-riss	Reparatur/Einzelteilaustausch mit Reparaturset bei äußeren Schlauchdefekten/Defekten der Klemmen/Halteplatten/Anschlüsse Sondenaustausch bei inneren Defekten (Ballon etc.)
peristomale Leckagen	sekundäre Gastropexie
Buried-Bumper-Syndrom	Kölner Push-Methode

Tab. 3.19: Komplikationen der PEG-Anlage.

Im Folgenden wird auf die häufigsten Komplikationen eingegangen, die endoskopisch oder pflegerisch behandelt werden.

▶ Akute Komplikationen

Passage- und Durchzugsstörungen: Durch Stenosen, aber auch durch einliegende Metallstents mit Granulationsgewebe, kann der endoskopische Zugang zum Magen erschwert sein. Eine Alternative bietet das Direktpunktionsverfahren. Beim Durchzug kann es zum Festhaken der Schlinge an Zähnen, Zunge, Uvula und Epiglottis kommen und zu schweren **Läsionen/Verletzungen** führen. Durch Führung des Fadens mit dem in den Rachen eingelegten Finger lässt sich das oft vermeiden.

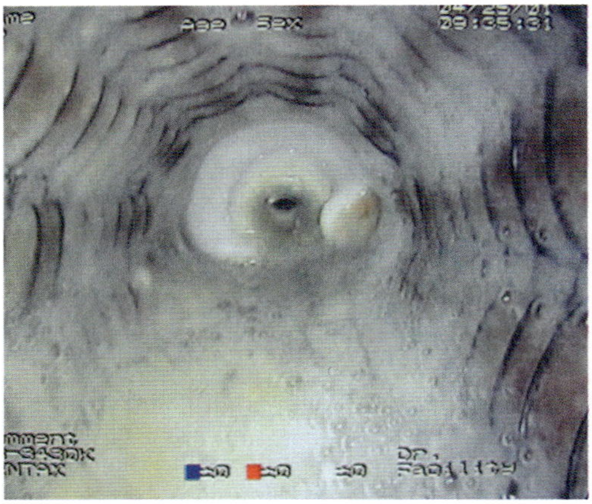

Abb. 3.16: Passage PEG durch SEMS.

Fehlpunktionen oder der Verlust des Zuganges treten vor allem bei schlecht sedierten Patienten und unruhigen Untersuchungsbedingungen auf. Entsteht keine Blutung, kann die Untersuchung fortgesetzt werden. Bei suboptimalen Bedingungen sind Punktionen sämtlicher Oberbauchorgane beschrieben. Bei postinterventionellem Verdacht auf Fehlpunktion ist eine Schnittbildgebung erforderlich. Eine alleinige Kontrastmittelgabe über die einliegende Sonde kann die Frage nach einer eventuellen Organverletzung im Verlauf der Sonde nicht beantworten. Ein liegender ventrikuloperitonealer Shunt stellt keine absolute Kontraindikation mehr dar, das Risiko einer Fehlpunktion besteht, jedoch sollte dieser vor der Punktion eindeutig lokalisiert werden.

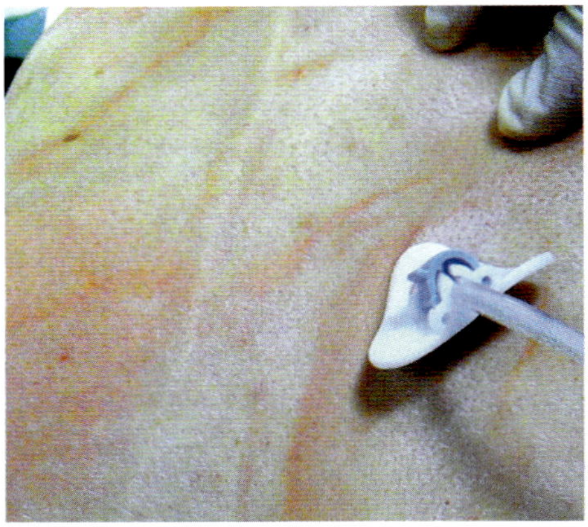

Abb. 3.17: Lokalisierung VP-Shunt.

Die **Blutung** ist eine seltene (>0,01 %), jedoch potenziell schwerwiegende Komplikation. Zur Reduzierung des Blutungsrisikos sollte man schon bei der Vorpunktion ein kleines Depot mit Lokalanästhetikum in die Magenwand applizieren, um eine lokale Kompression zu erreichen. Bei stärkeren Blutungen kann eine lokale Blutstillung z.B. mit Clip oder Injektion eingesetzt werden. Bei der Direktpunktion kann es zu einer massiven Blutung nach Fehlpunktion der Magenhinterwand kommen, hier muss ggf. eine operative Intervention erfolgen.

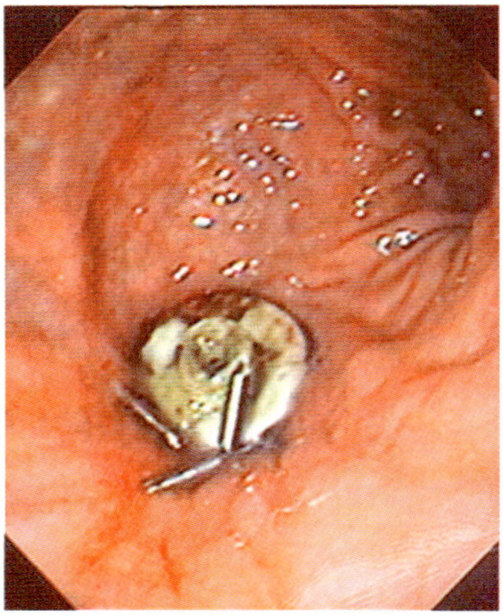

Abb. 3.18: Peristomale Blutung mittels Clips gestillt.

Die Magenschleimhaut hebt sich beim Einführen der Punktionsnadel ab. Sie kann nicht durchstochen werden, sondern hebt sich wie ein Zelt (**Zeltphänomen**). Eine optimale Luftinsufflation zur

Anspannung der Magenwand reduziert dieses Phänomen. Zur Vermeidung sollte der Einstich ruckartig erfolgen. Ist dieses nicht möglich, kann die primäre Punktionsnadel mit der Fasszange von gastral fixiert und dann punktiert werden (Rückhaltetechnik).

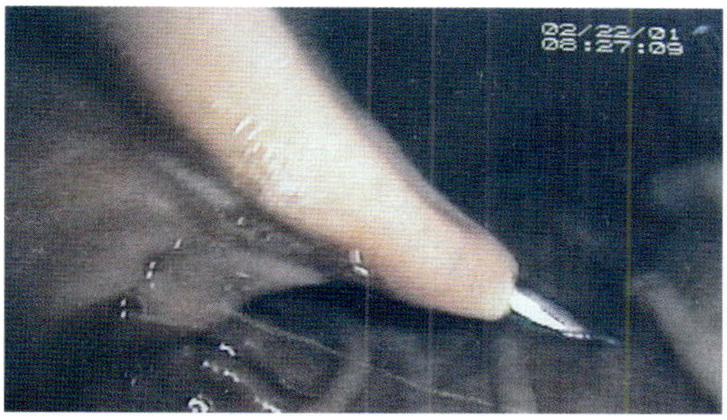

Abb. 3.19: Zeltdachphänomen.

Schmerzen treten postinterventionell bei ca. 30 % der Patienten auf und sollten Anlass zur Inspektion der Wunde geben. Eine beginnende Peritonitis muss klinisch ausgeschlossen werden. Zunächst finden Analgetika Anwendung. Die weitere Beobachtung ist jedoch angezeigt.

Das **Pneumoperitoneum** geringen Ausmaßes ist auch bei korrekter Anlagetechnik oft vorhanden (50 % der Patienten). Dieses ist meist symptomlos und sollte auch bei Beschwerden nicht primär die Indikation zur Laparotomie darstellen. Es sollten jedoch engmaschige klinische Kontrollen sowie beim Auftreten von Symptomen eine Schnittbildgebung erfolgen. Ein **Hautemphysem** ist eine Rarität und muss engmaschig beobachtet werden.

▶ Chronische Komplikationen

Lokale Infektionen/peristomale Infektionen treten bei bis zu 30 % der Patienten innerhalb der ersten 7 Tage auf. Als bester prädiktiver Wert hat sich die Sekretionsmenge in den ersten 72 h bewährt. Nach der *Kölner Klassifikation für lokale Infektionen* können drei Schweregrade und hieraus resultierende Behandlungen unterschieden werden:

Kölner Klassifikation lokaler Infektionen Unterscheidung von 3 Schweregraden der lokalen Infektion anhand der Sekretionsmenge in den ersten 72 h (Prädiktiver Wert)
Grad I: Rötung ohne Sekretion
• täglicher standardisierter Verbandswechsel des trockenen Wundverbands mit lokaler Desinfektion und Beobachtung der Sondeneinstichstelle
Grad II: Rötung und Sekretion
• Verbandsintervall an Exsudatmenge anpassen, Ziel ist ein trockenes Wundmilieu, ggf. Einsatz von antimikrobiellen Schaumverbänden
Grad III: Rötung und Infektion(Eiter), erweiterter Fistelkanal
• wie Grad II, zusätzlich systemische Antibiose

Tab. 3.20: Kölner Klassifikation für lokale Infektionen, Grad I bis III.

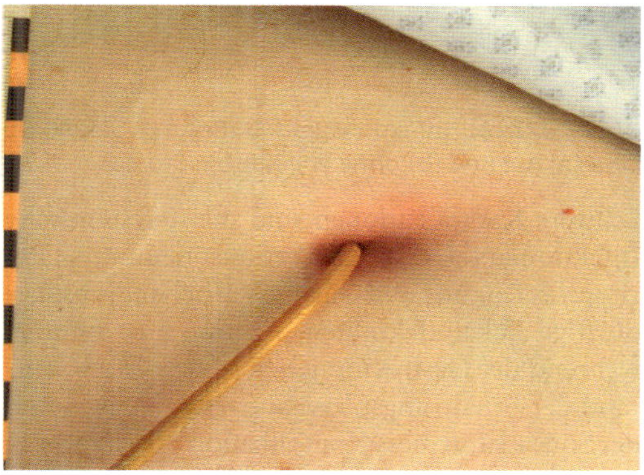

Abb. 3.20: Infektionsgrad I.

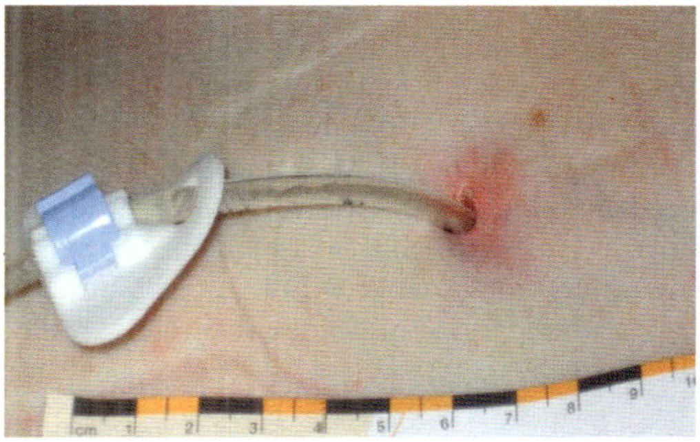

Abb. 3.21: Infektionsgrad II (Rötung und Sekretion).

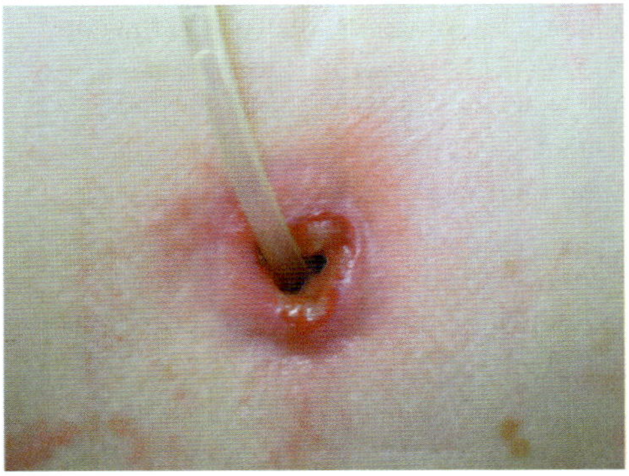

a

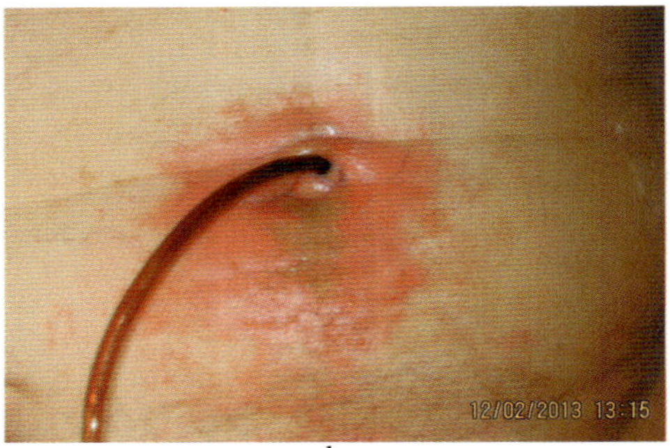

b

Abb. 3.22a+b: Infektionsgrad III (Rötung, Sekretion, Eiter **(a)** mit und **(b)** ohne erweiterten Stomakanal.

Schwere Komplikationen sind meist **systemische Infektionen** sowie die Aspirationspneumonie, Peritonitis, Fasziitis und chirurgisch behandlungsbedürftige Lokalinfektionen. Aspirationen können während der Gastrostomie selbst, aber auch während der Ernährungsphase auftreten. Beim Legen der Sonde kann diese Komplikation durch Prämedikation, geeignete Lagerung des Patienten und permanentes oral/pharyngeales Absaugen vermieden werden. Diese schwerwiegenden Komplikationen erfordern immer eine systemische Antibiose. Die Wahrscheinlichkeit des Auftretens dieser Komplikation kann jedoch durch die präoperative prophylaktische Antibiotikatherapie reduziert werden. Infektionen können auch bei länger liegenden Sonden, insbesondere bei immunsupprimierten Patienten beobachtet werden. Führen Antibiose und intensive Wundpflege nicht zum Erfolg, muss die Sonde ausgetauscht werden (☞ Abb. 3.23a+b).

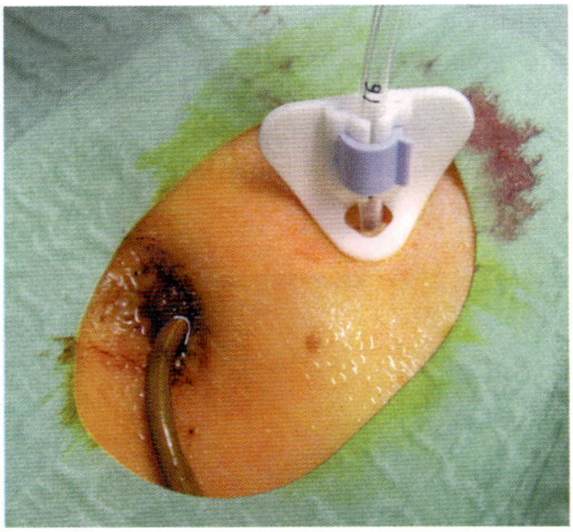

a

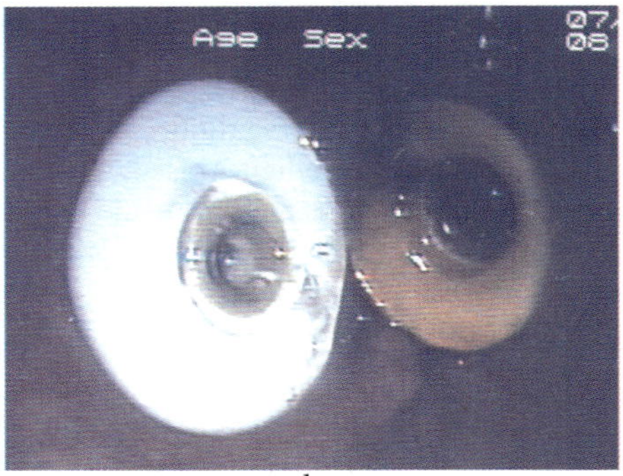

b

Abb. 3.23a+b: Simultane Entfernung und Neuanlage einer infizierten PEG, **(a)** kutane und **(b)** gastrale Ansicht.

Bei Patienten mit Tumoren in Oropharynx und Ösophagus wurde nachgewiesen, dass durch die Fadendurchzugsmethode **Impfmetastasen** im Stichkanal gesetzt werden können. Zur Vermeidung kann bei Patienten mit kurativem Ansatz ein Direktpunktionsverfahren gewählt werden.

Peristomale Hypergranulationen sind für den Patienten eine unangenehme Komplikation, da es dabei zu einer vermehrten Sekretion kommt (☞ Abb. 3.24). Die Funktionsfähigkeit der Sonde ist nicht eingeschränkt. Eine lokale Behandlung mit einem Höllenstift (Silbernitrat) ist eine langwierige, aber mögliche Therapie (☞ Abb. 3.25). Dieser ist jedoch in Deutschland nicht mehr erhältlich und muss im Ausland bestellt werden. In Einzelfällen kann eine Lokalbehandlung mit Argonplasmakoagulation (APC) erfolgen. Zur Druckentlastung kann auch ein Ballonsystem eingelegt werden.

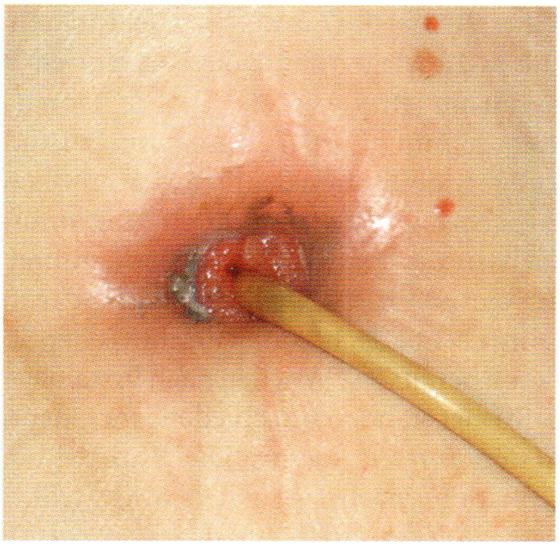

Abb. 3.24: Hypergranulation.

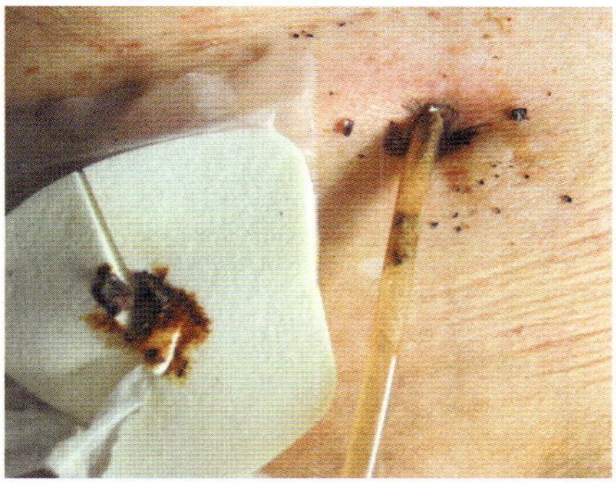

Abb. 3.25: Hypergranulation nach Behandlung mit Höllenstift (Silbernitrat).

Bei insuffizienter Pflege oder durch unsachgemäße Medikamentengabe kann es zur **Okklusion** des Schlauches kommen (☞ Abb. 3.26). Das korrekte Spülen vor und nach jeder Gabe der Sonde ist zur Vermeidung dieser Komplikationen unabdingbar. Ist die Sonde okkludiert, gibt es verschiedene Möglichkeiten eine Durchgängigkeit wiederherzustellen. Es können 10 ml Cola, 10 ml Pepsinwein oder Ascorbinsäure (1 Brausetablette in 50 ml stillem Wasser gelöst) mit einer 20 ml Spritze vorsichtig appliziert werden. Die Lösung 20 Minuten einwirken lassen. Eine weitere Möglichkeit nach Arztanordnung ist die Applikation von Pankreasenzymen in basischer Lösung. Z.B. kann ein Beutel Pankreon Granulat® in 20 ml Natriumbicarbonat 8,4 % gelöst und ebenfalls mit Vorsicht und Geduld appliziert werden. Nach einer kurzen Einwirkzeit wird ein erneuter Spülversuch unternommen. Kleinere Spritzen (< 10 ml) zum Aufbringen eines höheren Druckes werden aufgrund der Sondendislokationsgefahr nicht empfohlen. Auch von mechanischen Manipulationen mittels Mandrin oder Draht wird aufgrund der Verletzungsgefahr des Patienten abgeraten.

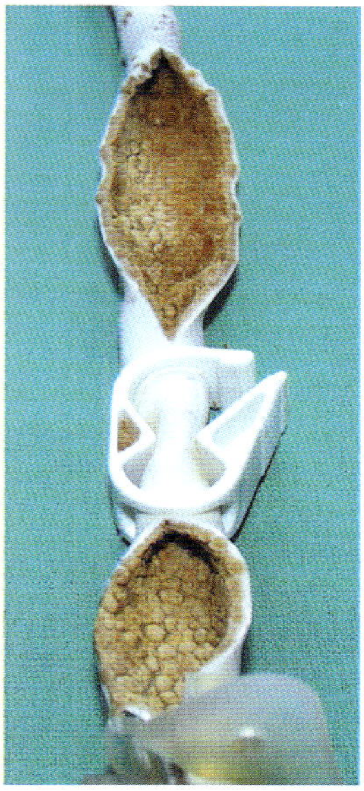

Abb. 3.26: Durch Nahrungsreste okkludierte Sonde.

Bei einem **Sondenriss** (☞ Abb. 3.27) oder einem Schaden am gastralen Sondenanteil muss die Sonde endoskopisch entfernt werden. Bei proximalen Schäden kann die Sonde gekürzt und mit einem Reparaturset ergänzt werden.

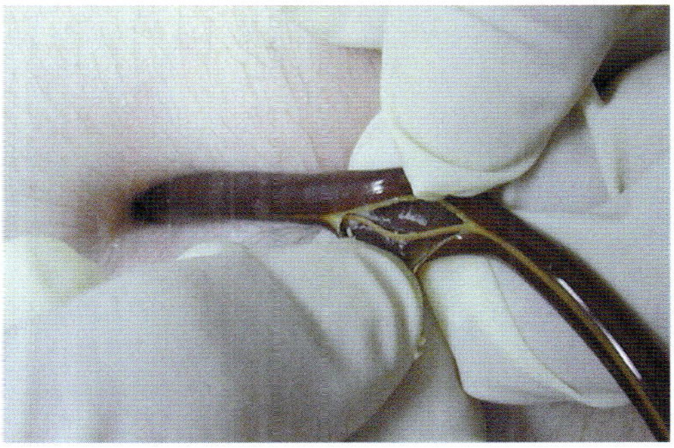

Abb. 3.27: Riss an der Sonde durch lokale Therapie mit PVP-Salbe.

Bei einer **peristomalen Leckage** z.B. bei Aszitesbildung kann peristomal mit dem Gastropexieapparat eine sekundäre Fixierung an der Magenwand erfolgen (☞ Abb. 3.28).

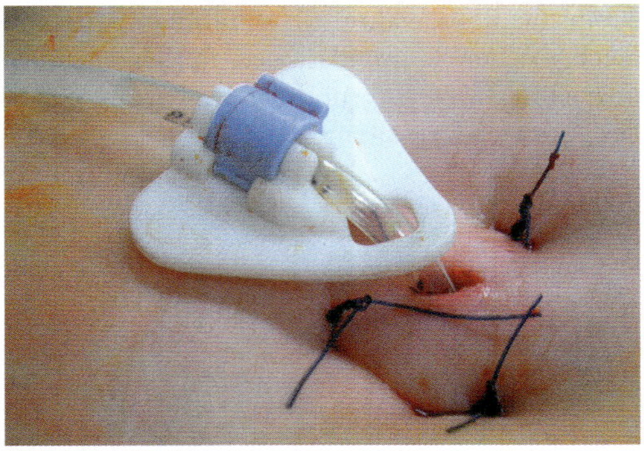

Abb. 3.28: Sekundäre Fixierung mittels Gastropexie bei Aszitesbildung (sog. Hybrid-PEG).

Eine seltene, schwere, jedoch durch adäquate Pflege, richtige Handhabung und regelmäßige ärztliche Langzeitkontrollen vermeidbare Komplikation einer PEG ist das Einwachsen der inneren Halteplatte in die Magenwand, das sog. **Buried-Bumper-Syndrom (BBS)** (☞ Abb. 3.30a). Durch dauerhaften Zug auf die PEG und/oder mangelnde regelmäßige Mobilisation der Platte kommt es zu der Überwucherung der Platte durch Magenmukosa, Einwachsen der Platte in die Intestinalwand und lokalen chronisch-entzündlichen Veränderungen. Dies führt schließlich zum Verschluss der Sonde. Dies kann bereits 2-4 Wochen nach Erstanlage auftreten. Bisher standen verschiedene therapeutische Methoden zur Verfügung. Die Buried-Bumper-Klassifikation nach Richter-Schrag teilt die Schweregrade des BBS, abhängig von der Migrationstiefe der inneren Halteplatte, ein und führt mögliche Therapieoptionen auf. Die vorgestellte Klassifikation bezieht sich auf die Lokalisation der

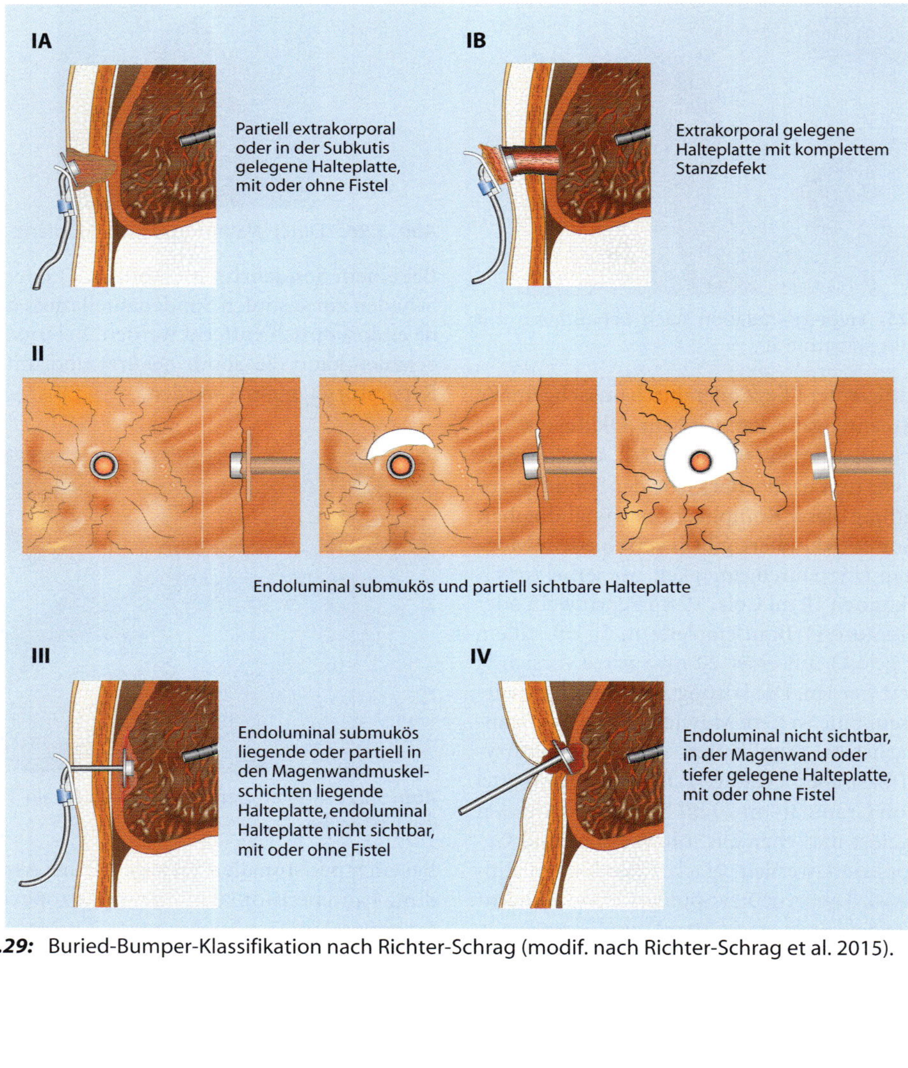

Abb. 3.29: Buried-Bumper-Klassifikation nach Richter-Schrag (modif. nach Richter-Schrag et al. 2015).

inneren Halteplatten in den Schichten von Haut/Subkutangewebe, Muskel und Magenwand und spiegelt von Typ II bis IV zunehmende Schwierigkeitsgrade der endoskopischen Präparation wieder. Ein Grad I BBS ist von außen sichtbar oder in der Subkutis gelegen und endoskopisch nicht mehr präparationsfähig, während Grad II bis IV endoskopisch verifizierbar und endoskopisch präparationsfähig sind.

Beispielhaft werden hier zwei verwandte endoskopische interventionelle Inszisionsmethoden dargestellt. Bei der sog. Kölner Push-Methode (☞ Abb. 3.30a-d) erfolgen eine Mobilisierung der PEG und Präparation der Mukosa mit einem über die PEG eingeführtem Papillotom. Nach radiärer Schnittführung wird die Halteplatte nach innen vorgedrückt und so befreit. Eine Weiterentwicklung dieses Verfahrens wird das Buried-Bumper-Tome nach Dormann sein.

Ein weiteres Verfahren ist die Over-the-Scope-Variante. Hier wird ein Nadelpapillotom über das Endoskop vorgeführt und von innen eine Schnittführung vorgenommen und die Halteplatte so nach außen befreit (Pull-Methode). Anschließend werden die Patienten über das bestehende Stoma mit einem Gastrotube oder einer neuen großlumigeren PEG versorgt. Nach dem *High-Volume-Low-Pressure*-Konzept soll dies der Stomaprotektion dienen und so zu einer besseren Heilung des Stomas führen. Im Vergleich ist das Vorgehen bei der Kölner Push-Methode deutlich komplikationsärmer.

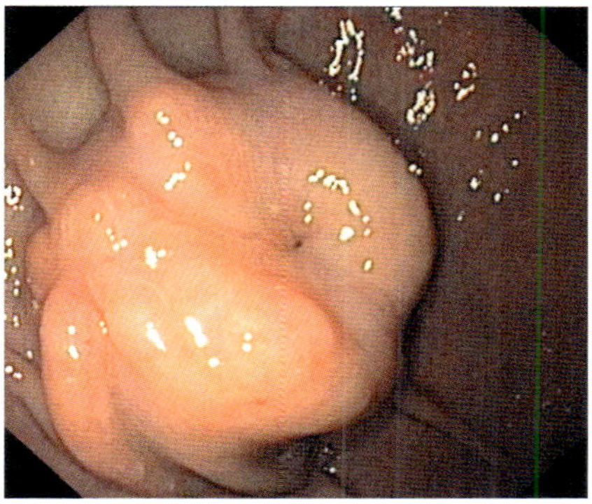

a

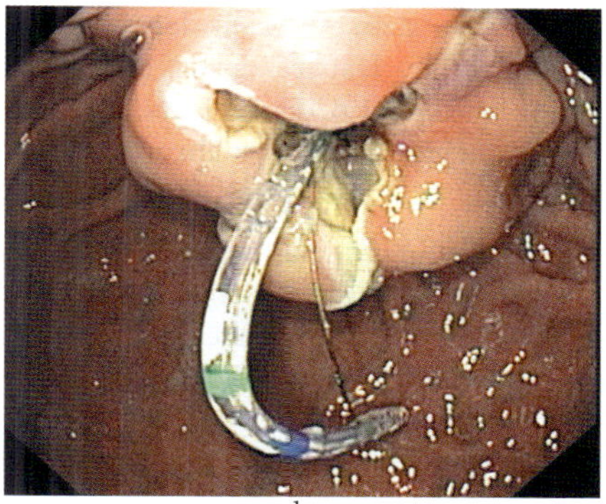

b

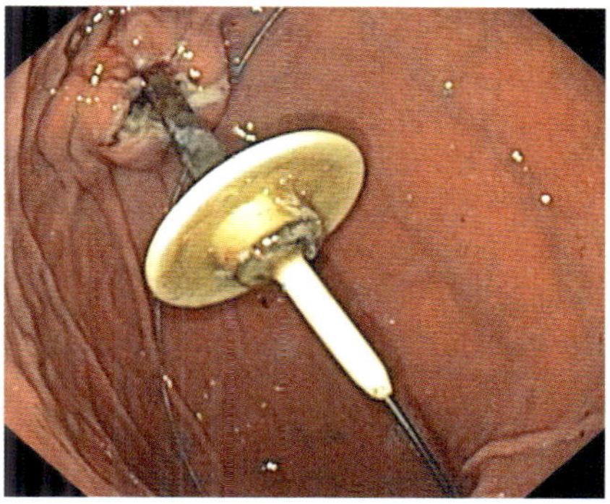

c

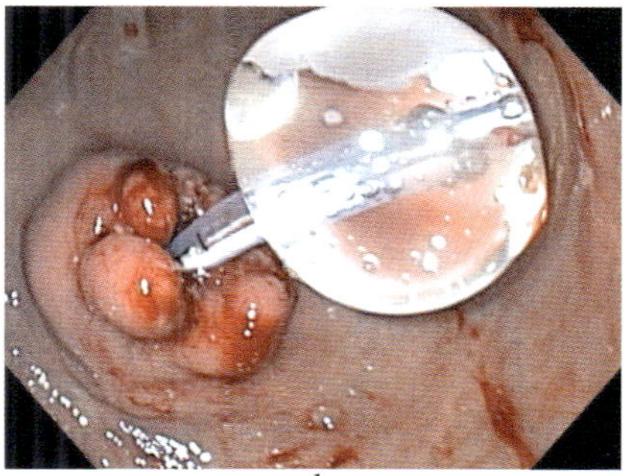

d

Abb. 3.30a-d: Durchführung Kölner Push-Methode zum Management des Buried-Bumper-Syndroms (BBS). **a:** BBS IV. **b:** Schnitt mit Papillotom radiär in 4 Segmenten von außen. **c:** Bougierung und Befreiung der inneren Halteplatten, Push-Methode. **d:** Gastrotube in situ, High-Volume-Low-Pressure-Konzept.

▶ Ernährungsassoziierte Komplikationen

▶ Gastrointestinale Komplikationen

Gastrointestinale Komplikationen wie **Übelkeit**, **Diarrhoen**, **Erbrechen**, **Meteorismus**, **Obstipation** und **abdominelle Krämpfe** führen häufig zu der

Reduktion oder dem Abbruch der enteralen Ernährungstherapie. Daher kommt dem Management eine besondere Bedeutung zu, um eine ausreichende, gut verträgliche Ernährungstherapie sicherzustellen.

Die Ursachen für gastrointestinale Komplikationen sind komplex. Die Ernährungstherapie an sich, bestehende Erkrankungen sowie medikamentöse oder antitumorale Therapien können dafür verantwortlich sein. Häufig liegen aber auch Anwendungsfehler zugrunde, z.B. kann eine zu schnelle Applikation von zu großen Mengen – insbesondere während des Kostaufbaus – Beschwerden auslösen.

Durchfälle zählen zu den häufigsten Komplikationen (☞ Tab. 3.21). Ihr Auftreten wird oft als vorbestimmte Konsequenz der enteralen Ernährung gewertet. Letztlich können aber auch gastrointestinale Erkrankungen oder Infektionen ursächlich sein. Diarrhoen können mit erheblichen Elektrolyt- und Flüssigkeitsverlusten einhergehen.

Zur Verlangsamung der Transitzeit des Stuhls können neben Nahrungen mit löslichen Ballaststoffen zusätzlich Flohsamenschalen-/Pektinpräparate eingesetzt werden. Diese werden in Wasser eingerührt und sollten direkt appliziert werden, da sie nachdicken. Anschließend muss die Sonde gut gespült werden! Zu beachten ist, dass der Bolus inkl. Nachspülflüssigkeit relativ groß ist und von empfindlichen Patienten ggf. nicht gut toleriert wird. Die Sonde sollte einen Mindestdurchmesser von 12 CH haben und gastral positioniert sein. Da die Resorption von Nährstoffen, aber insbesondere die von Medikamenten durch den Einsatz von Quellmitteln reduziert werden kann, sollten die Präparate zeitlich versetzt zu anderen Medikamenten gegeben werden.

▶ Aspiration

Leitsatz

Die häufigste Ursache einer Aspiration ist die zu flache Lagerung des Patienten. Das Risiko kann durch die Oberkörperhochlagerung (15-30°) minimiert werden.

Krankheitsbedingte Ursachen können Magen-Darm-Motilitätsstörungen (Gastroparese, Atonie), bestehende Passagestörungen ((Sub)Ileus, Stenosen, Strikturen) sowie ein ausgeprägter gastroösophagealer Reflux sein. Gefährdet sind Patienten mit neurologischen Erkrankungen, neuromuskulären Erkrankungen oder Patienten mit diabetischer Neuropathie bei langjährig bestehendem Diabetes mellitus sowie vorangegangener Aspirationspneumonie aufgrund fehlender Schutzreflexe. Auch eine Fehllage der Sonde in Lunge oder Ösophagus kann ursächlich für eine Aspiration sein.

Die Aspiration kann sich in rasselnden Atemgeräuschen, Luftnot und dem Abhusten/Absaugen von Sondennahrung äußern. Bei Unsicherheit kann der Blutzucker des Aspirats gemessen werden, ein Wert > 200 mg/dl weist auf eine Aspiration hin. Die häufig aus der Aspiration resultierende Pneumonie geht in der Regel mit einem Krankenhausaufenthalt sowie antibiotischer Behandlung einher.

Zur Prüfung der Magenentleerung wird 1 Stunde nach Beendigung der Nahrungsapplikation der Mageninhalt aspiriert. Bei physiologischer Magenentleerung kann zu dem Zeitpunkt keine Nahrung mehr aspiriert werden.

Es wird empfohlen, die Nahrung langsam und pumpenassistiert zu applizieren. Prophylaktisch sollte auf eine 35° Oberkörperhochlagerung während und mind. 1 Stunde nach der Nahrungsapplikation geachtet werden. Bei Magenentleerungsstörungen können Prokinetika eingesetzt, zudem sollten Nahrungen mit hohem Fettanteil gemieden werden. Kann darunter keine bessere Toleranz erzielt werden oder findet eine erneute Aspiration statt, kann eine jejunale Sonde (ggf. mit Möglichkeit der gastralen Dekompression) in Betracht gezogen werden.

▶ Metabolische Komplikationen

☞ Tab. 3.22

3.2.1.2. JET-PEG: PEG mit jejunalem Schenkel

■ Vorbereitung

Analog zur Vorbereitung einer PEG.

Diarrhoen unter enteraler Ernährung, Ursachen und Lösungsansätze	
Ursachen	Lösungsansätze
Applikation der Nahrung – zu schnell/zu viel	• Laufgeschwindigkeit und ggf. auch Nahrungsmenge reduzieren • bei Bolus-/Schwerkraftapplikation: auf pumpenassistierte Applikation umstellen
ballaststofffreie Nahrung	• Einsatz von ballaststoffhaltiger Nahrung
bakterielle Kontamination der Nahrung (☞ Kap. 4.11.)	• Einsatz "geschlossener Systeme" • angebrochene Verpackungseinheiten maximal 24 Stunden im Kühlschrank aufbewahren • keine Beimischungen zur Sondennahrung • Pulvernahrungen frisch zubereiten
intestinale Sondenlage	• pumpenassistierte Applikation von Nahrung und Wasser mit maximal 150 ml/h • Osmolarität der Nahrung beachten
Antibiotikatherapie	• Einsatz einer Nahrung mit hohem oder ausschließlichem Gehalt an löslichen Ballaststoffen
osmotisch wirksame Medikamente	• Sorbitol-, magnesium- und lactulosehaltige Medikamente möglichst absetzen/austauschen – Rücksprache mit der Apotheke halten
hochosmolare Nahrungen	• Wechsel auf eine Nahrung mit einer Osmolarität < 400 mosmol/l (Sondennahrung nicht verdünnen → Hygiene)
Fettmalassimilation	• Einsatz einer Nahrung mit hohem MCT-Fett-Anteil
Malassimilationssyndrom	• Einsatz niedermolekularer Nahrungen, sofern Standardnahrungen nicht toleriert werden
Unverträglichkeit/Allergie	• bei Lactoseintoleranz → Lactosegehalt der Nahrung überprüfen; i.d. Regel sind nur geringe Mengen Lactose enthalten! • Kuhmilcheiweißallergie → milcheiweißfreie Nahrung (meist auf Sojabasis) einsetzen • Sojaallergie → sojafreie Nahrung einsetzen
Hypoalbuminämie	• ggf. supportive parenterale Ernährung • Oligopeptidnahrung einsetzen • pumpenassistierte Applikation, langsame Laufrate
Hyponatriämie	• Natriumsubstitution (enteral/iv) – Sondennahrung ist natriumarm!
Nahrung zu kalt	• Verabreichung bei Zimmertemperatur

Tab. 3.21: Diarrhoen unter enteraler Ernährung, Ursachen und Lösungsansätze.

Metabolische Komplikationen, Ursachen und Prävention/Therapie		
Komplikation	Ursache	Prävention/Therapie
hypertone Hypohydratation	geringe Flüssigkeitszufuhr, hohe Flüssigkeitsverluste, hochosmolare Nahrung	Flüssigkeitsbilanzierung durchführen und Zufuhr steigern, isoosmolare Nahrung, ggf. Infusionstherapie
Hyperhydratation	zu hohe Flüssigkeitszufuhr zu Beginn der Ernährungstherapie (Refeeding-Syndrom)	Flüssigkeitszufuhr gemäß Bedarf bzw. Bilanz, tgl. körperliche Untersuchung auf Einlagerungen, Gewichtskontrollen!
Hyperglykämie	Insulinmangel, Einsatz von oralen Antidiabetika unter enteraler Ernährungstherapie, Stressstoffwechsel, Steroidtherapie	kontinuierliche pumpenassistierte Applikation, engmaschige Blutzuckerkontrollen, Insulintherapie
Hyperkaliämie, -phosphatämie	Niereninsuffizienz	Kalium- und Phosphatrestriktion → nierenadaptierte Nahrung
Hypokaliämie	Refeeding-Syndrom (☞ Kap. 4.13.), hohe Flüssigkeitsverluste über den Darm, Diuretikatherapie	Risikopatienten identifizieren, langsamer Kostaufbau bzw. langsame Nahrungsapplikation, Kaliumsubstitution
Hypophosphatämie	Refeeding-Syndrom (☞ Kap. 4.13.), hohe Kohlenhydratzufuhr	Risikopatienten identifizieren, langsamer Kostaufbau bzw. langsame Nahrungsapplikation, Phosphatsubstitution
Hyponatriämie	geringe Natriumzufuhr (Nahrungen sind i.d. Regel natriumarm), hohe Flüssigkeitsverluste über den Darm, Diuretika, exzessive Wasserzufuhr	Natriumsubstitution (enteral/iv), ggf. Flüssigkeitszufuhr reduzieren

Tab. 3.22: Metabolische Komplikationen, Ursachen und Prävention/Therapie.

Indikationen
• Magenausgangs-/Duodenumstenose
• Retroperistaltik
• Magenmotilitätsstörungen/Gastroparese
• rezidivierender Reflux
• rezidivierende Aspiration
• jejunale Medikamentenapplikation (z.B. DUODOPA®)

Tab. 3.23: Indikationen zur Anlage einer JET-PEG.

Kontraindikationen
• absolut: - fehlende Endoskopieoption - schwerwiegende Gerinnungsstörung (Quick <50 %, PTT >45 s, Thrombozyten <50.000) - Peritonitis - Ileus - Anorexia nervosa - schwere Psychosen • relativ: - Chemotherapie, akute Infektionen, Sepsis - fehlende Diaphanoskopie - Aszites, Peritonealkarzinose - Ulkus im Bereich der Punktionsstelle - anatomische Besonderheiten (Bauchdeckenhernie) - portale Hypertension, Magenvarizen - Ileus - Intestinale Obstruktionen - infauste Prognose (Überlebenszeit < 4 Wochen)

Tab. 3.24: Kontraindikationen zur Anlage einer JET-PEG.

Material
Monitoring (Pulsoxymetrie, Blutdruckmessung, ggf. EKG-Ableitung) • PEG-Sondenset - falls eine PEG CH 15 liegt, sollte ein PEG-Set 20 CH vorbereitet werden - jejunaler Schenkel 12 CH, wenn die Ernährungstherapie im Vordergrund steht • Lochtuch • Kompressen • Verbandsset mit Y-Kompresse • Sedierung, z.B. Midazolam (5 mg/5 ml) und Propofol (200 mg/20 ml) • langes Endoskop (Kinderkoloskop oder Koloskop) • kräftige Fasszange für den jejunalen Schenkel • Schlinge zur PEG-Entfernung (Durchmesser 3 cm) • Durchleuchtungsoption (C-Bogen)

Tab. 3.25: Material zur Anlage einer JET-PEG.

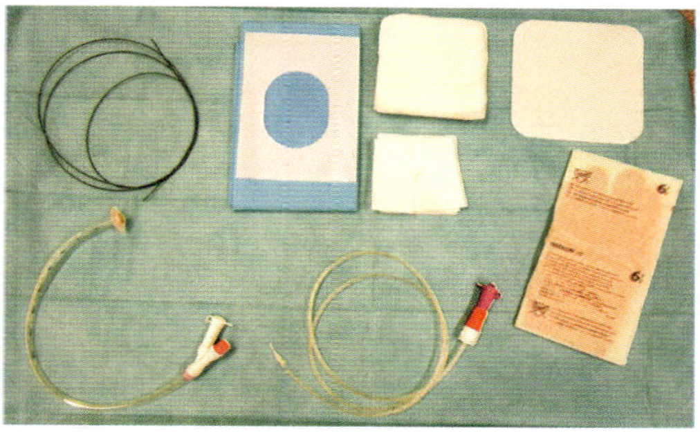

a

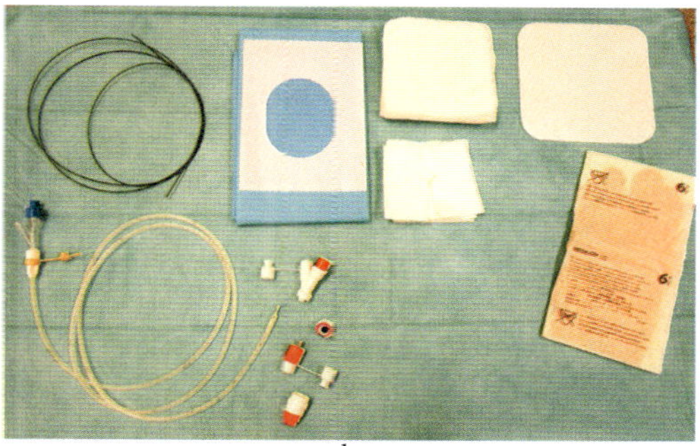

b

Abb. 3.31: Steriler Tisch zur Anlage einer JET-PEG.

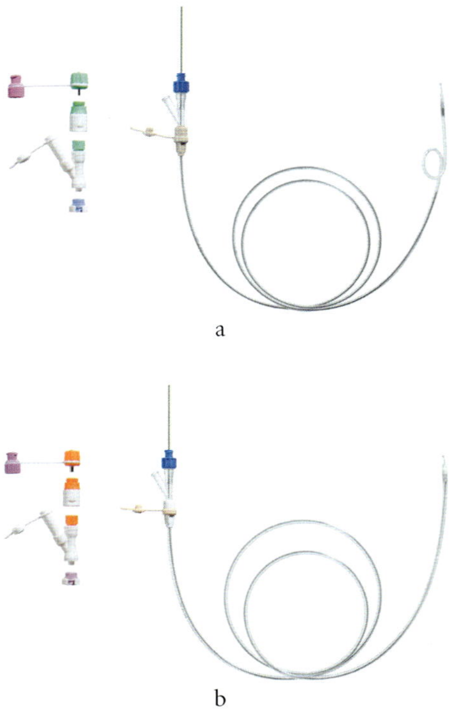

Abb. 3.32: Freka® Intestinale Sonde. **a:** CH 9 für PEG mit 15 CH; **b:** CH 12 für PEG mit 20 CH, 120 cm.

Praktischer Ablauf

Zunächst wird die häufig bereits liegende PEG (meist CH 15) in eine größere (meist CH 20) gewechselt. Dies ist sinnvoll, da im Verlauf wesentlich weniger Probleme (z.B. Okklusionen) durch den dann platzierbaren Innenkatheter entstehen. Um die PEG zu wechseln, wird diese endoskopisch mit einer Schlinge gastralseitig gefasst und von außen auf eine Länge von ca. 3 cm oberhalb der Bauchdecke gekürzt. Zuvor wird an dem PEG-Schlauch außenseitig der Durchzugsfaden angeknüpft. Die neue Sonde wird analog dem Durchzugsverfahren platziert. Anschließend wird durch diese PEG der Jejunalkatheter (meist CH 12) eingeführt.

Meist wird die Anlagetechnik "*beneath the scope*" (BTS, s.o.) verwendet. Das Ende der eingeführten Sonde wird mit einer kräftigen und langen Zange gefasst und mit dem Gerät nach intestinal geführt. Ist ein weiteres Vorspiegeln nicht mehr möglich, wird die Zange mit der fixierten Sonde maximal vorgeschoben, anschließend in situ belassen und zeitgleich das Gerät hinausgezogen. Befindet sich das Endoskop im Magen, wird die Zange gelöst und ins Gerät zurückgezogen. Diese Technik ist allgemein beim Legen von intestinalen Sonden hilfreich. Entscheidend für den Erfolg ist zum einen die sichere jejunale Platzierung, zum anderen die Vermeidung intragastraler Schleifenbildung. Wird der jejunale Schenkel der Sonde im Bereich des proximalen Duodenums positioniert, kann es zum Zurückschlagen der Sonde kommen, was im ungünstigen Fall eine Aspiration bedingt.

Komplikationen

Auftreten können die oben genannten Komplikationen der Fadendurchzugsmethode (☞ Tab. 3.19) sowie Folgen der Endoskopie in Rückenlage mit der Gefahr der Aspiration bei länger dauernder Untersuchung.

3.2.1.3. EPJ: endoskopisch perkutane Jejunostomie

Indikationen
• PEG/JET-PEG nicht möglich
• Magenteilresektion
• rezidivierendes Erbrechen
• Aspiration
• Reflux
• Gastroparese
• Retroperistaltik
• Magenausgangsstenose
• jejunale Medikationsapplikation (z.B. bei Morbus Parkinson (DUODOPA®))

Tab. 3.26: Indikationen zur Anlage einer EPJ.

Kontraindikationen
• absolut:
- fehlende Endoskopieoption
- schwerwiegende Gerinnungsstörung (Quick <50 %, PTT >45 s, Thrombozyten <50.000)
- Peritonitis
- Ileus
- Anorexia nervosa
- schwere Psychosen
• relativ:
- Chemotherapie, akute Infektionen, Sepsis
- fehlende Diaphanoskopie
- Aszites, Peritonealkarzinose
- Ulkus im Bereich der Punktionsstelle
- anatomische Besonderheiten (Bauchdeckenhernie)
- portale Hypertension, Magenvarizen
- Ileus/intestinale Obstruktionen
- infauste Prognose (Überlebenszeit < 4 Wochen)

Tab. 3.27: Kontraindikationen zur Anlage einer EPJ.

Material
Monitoring (Pulsoxymetrie, Blutdruckmessung, ggf. EKG-Ableitung).
• EPJ-Set
- EPJ-Sonde
- Skalpell
- äußere Halteplatte
- Punktionskanüle aus Stahl mit Kunststoffhülse
- Ritsch-Ratsch-Klemme
- Ansatzadapter
- Fadenset
• Lochtuch
• Kompressen
• Verbandsset mit Y-Kompresse
• Spritze (10 ml) mit Lokalanästhetikum
• 1 er-Punktionsnadel
• 4 ml physiologische Kochsalzlösung 0,9 %ig
• Sedierung, z.B. Midazolam (5 mg/5 ml) und Propofol (200 mg/20 ml)
• 10-20 mg Butylscopolamin
• langes Endoskop (Kinderkoloskop oder Koloskop)
• steriler Kittel
• sterile Handschuhe
• Durchleuchtungsoption (C-Bogen)

Tab. 3.28: Material zur Anlage einer EPJ.

Praktischer Ablauf

Die Anlage einer EPJ erfolgt analog zur Anlage einer PEG mittels Fadendurchzugsverfahren. Der Vorteil der transkutanen Platzierung im Jejunum liegt im Gegensatz zu der JET-PEG in der sichereren Platzierung der Sonde.

Bei der Erstanlage wird unter Verwendung eines langen Endoskops (Kinderkoloskop, Koloskop oder Enteroskop) die Diaphanoskopie im Bereich der Flexura duodenojejunalis gesucht. Die Darstellung der Diaphanoskopie ist in Einzelfällen sehr schwierig und gelingt oft nur im maximal abgedunkelten Raum. Nach erfolgreicher Diaphanoskopie wird die Darmperistaltik mittels Butylscopolamin herabgesetzt und es erfolgt die Probepunktion mit einer dünnen Kanüle. Liegt diese Kanüle sicher intraluminal, wird sie mit einer Fasszange gefasst und so der Darm sicher an der Bauchwand fixiert (Rückhaltetechnik). Nun wird mit der Punktionskanüle aus dem Standard PEG-Set der Darm neben der Kanüle erneut punktiert. Erscheint die Kanüle intraluminal, wird der durch die Einführungshilfe geführte Faden gefasst. Dieser Faden wird nach oral herausgezogen, die PEG daran fixiert und bis zur endgültigen Position mittels Durchzugstechnik gebracht. Die Lage sollte abschließend im Gegensatz zur PEG endoskopisch oder radiologisch kontrolliert werden.

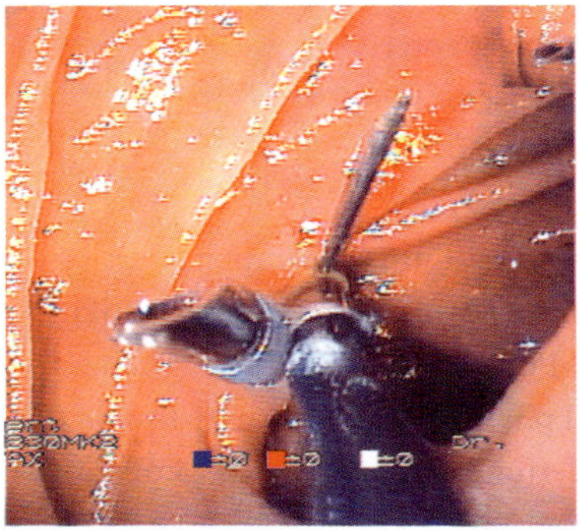

Abb. 3.33: EPJ-Anlage, fixierte Anästhesienadel (Rückhaltetechnik) bei Punktion des Dünndarms.

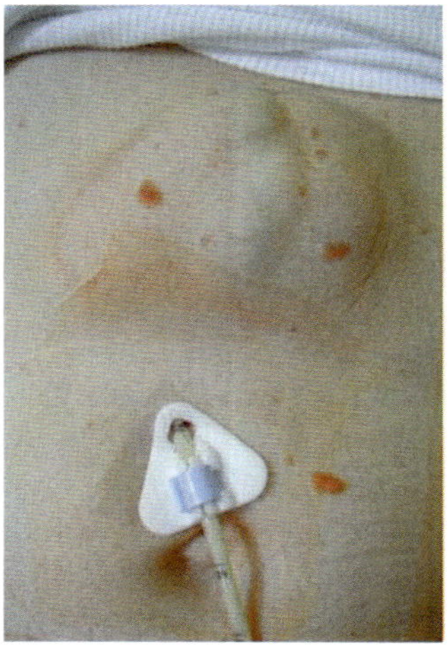

a

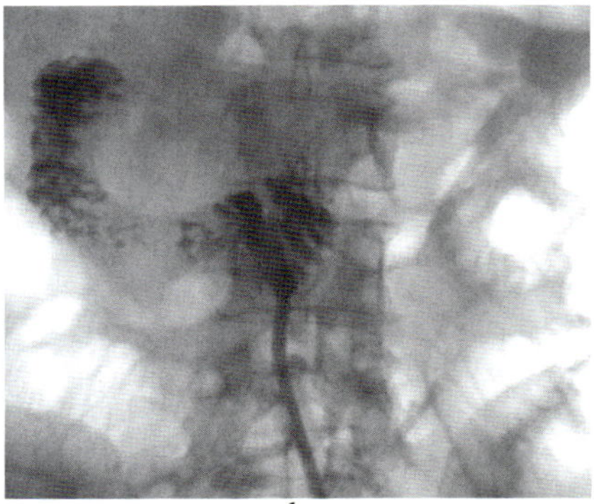

b

Abb. 3.34a+b: EPJ-Anlage bei großer gastraler Hernie. Blick von außen und radiologische Lagekontrolle.

Komplikationen

Die Komplikationen der EPJ sind mit denen nach Anlage einer PEG vergleichbar, wobei Darmverletzungen häufiger auftreten.

3.2.1.4. EPJ-J: EPJ mit jejunalem Schenkel

Die Anlage der EPJ-J erfolgt analog der Anlage einer JET-PEG. Meist wird die Anlagetechnik "*beneath the scope*" (BTS, s.o.) verwendet. Das Ende der durch die EPJ eingeführten Sonde wird mit einer kräftigen und langen Zange gefasst und mit dem Gerät nach intestinal geführt. Ist ein weiteres Vorspiegeln nicht mehr möglich, wird die Zange mit der fixierten Sonde maximal vorgeschoben, anschließend in situ belassen und zeitgleich das Gerät hinausgezogen.

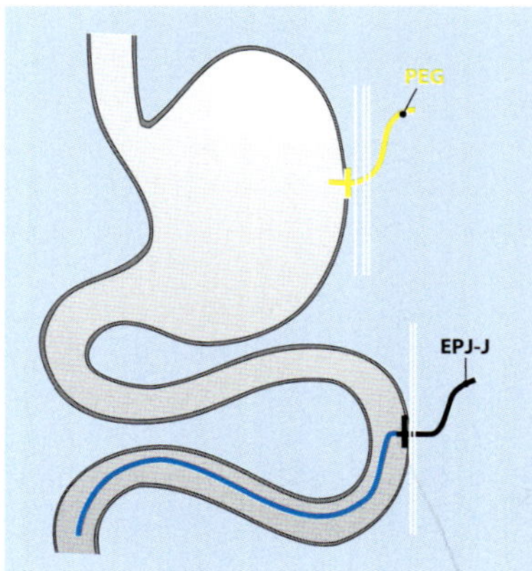

Abb. 3.35: **EPJ-J**: endoskopische perkutane Jejunostomie mit jejunalem Schenkel. **PEG**: perkutane endoskopische Gastrostomie.

3.2.1.5. Sekundärsysteme (Button, Gastrotube)

Gastrostomien werden zur enteralen Langzeiternährung bei Patienten mit den verschiedensten Grunderkrankungen angelegt. Hierbei können die die Bauchdecke penetrierenden unterschiedlich langen Katheter durch ständige Schränk- und Scherbewegungen zu lokalen Problemen wie Undichtigkeit, Infektionen oder Granulationen führen. Wird in diesen Situationen ein Verband notwendig, reduziert dieser zum einen den Anwendungskomfort für den Patienten, kann aber zum anderen auch selbst wieder Ausgangspunkt von Komplikationen wie Reizung der Haut, Allergien oder Mazerationen sein. Ebenso kann ein Reflux aus dem Gastrostomiekanal oder dem Katheter durch Geruchsbelästigung oder Hautreizung nachteilig sein. Zusätzlich fühlen sich viele Patienten in ihrem Allgemeinbefinden und ihrer sozialen Integration deutlich eingeschränkt und stigmatisiert. Dies gilt insbesondere für Kinder und aktiv in das soziale Leben integrierte Personen. Eine Verbesserung zu den permanent liegenden Sonden stellen sogenannte Sekundärsysteme dar. Diese Ventilknopf-/Buttonsysteme oder Gastrotubes können 4 Wochen nach initialer PEG-Anlage durch die reizlosen Stomakanäle Anwendung finden. Diese Systeme sind deutlich kleiner als PEG-Systeme, tragen weniger auf und bieten daher den Patienten die Möglichkeit eines verbesserten kosmetischen Ergebnisses bei gleichzeitig erhöhter Mobilität.

Button- und Gastrotube-Systeme sind Ersatz- bzw. Zweitsysteme, auf die bei reizlosem Stomakanal vier Wochen nach gastraler PEG-Anlage gewechselt werden kann. Der typische Button besteht aus latexfreiem Silikonkautschuk und hat einen Ballon als Rückhaltemechanismus. Dieser wird mit isotoner Kochsalzlösung über ein seitliches Ventil gefüllt.

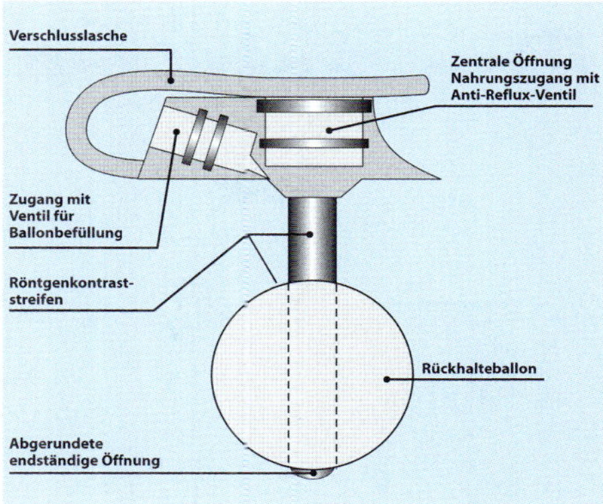

a

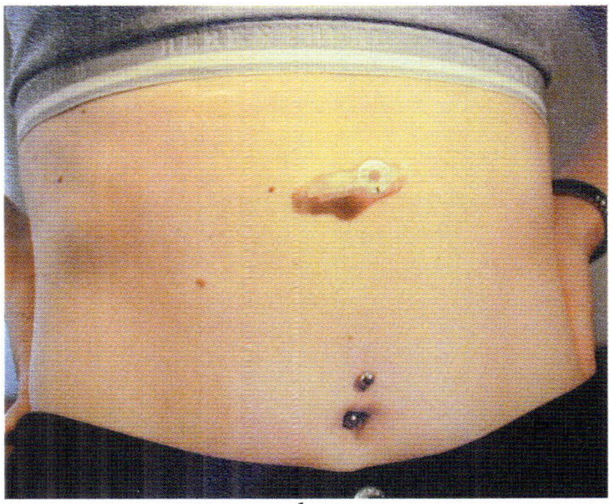

b

Abb. 3.36a+b: **a:** Aufbau Button. **b:** Angelegter Button.

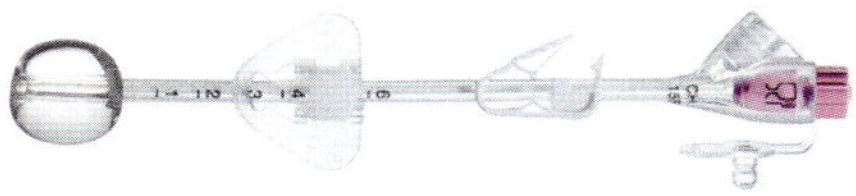

a

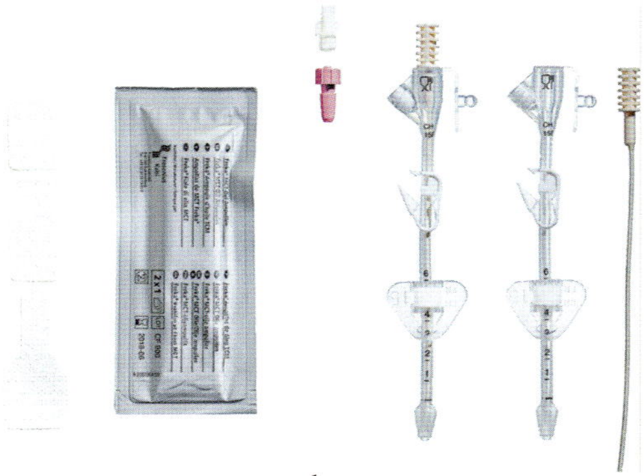

b

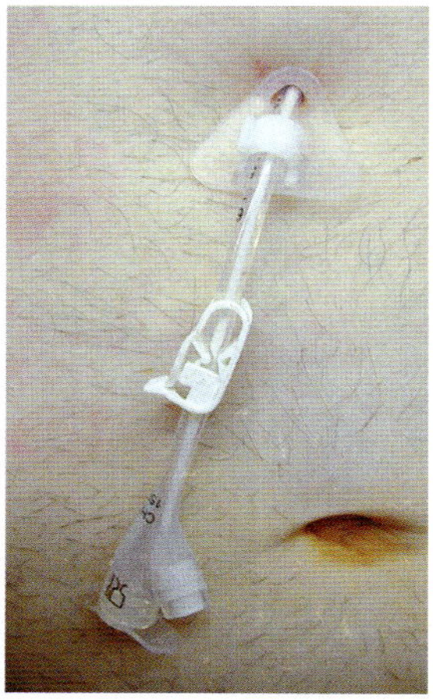

c

Abb. 3.37a-c: **a:** Freka® GastroTube (CH 15). **b:** Freka® Gastro Tube-Set CH 15. **c:** Angelegter Gastrotube.

Allgemeine Vorbereitung

Eine Sedierung ist nur bei empfindlichen Patienten notwendig. Zur Untersuchung müssen mindestens eine Endoskopieschwester und ein Arzt anwesend sein. Die Ärzte müssen Erfahrungen in der Endoskopie und im Einsatz von Applikationstechniken haben, da je nach Situs eine Modifikation notwendig werden kann. Liegt noch eine Durchzugs-PEG ein, muss immer ein Endoskop verwendet werden, um die Halteplatte zu entfernen. In diesem Fall ist eine Aufklärung des Patienten/Betreuers 24-48 Stunden vor der Durchführung über den endoskopischen Eingriff sowie die notwendige Analgosedierung notwendig.

Indikationen

Bei der Verwendung von Sekundärsystemen gilt ebenso wie für die PEG-Anlage die Forderung nach einer eindeutigen Indikation. Einige Patientengruppen sind durch ihre Grunderkrankung und Mobilität prädestiniert.

Indikationen
• lokale Stomaprobleme - Druckulkus - Pflaster-, Pflegemittelunverträglichkeiten - Hautekzeme - druckbedingte Granulationen - peristomale Leckagen/Undichtigkeiten • kosmetische Gründe • soziale Stigmatisierung bei Kindern und Jugendlichen • Schutz vor Verletzungen (Kinder und geriatrische Patienten) • Wunsch nach mehr Mobilität • Platzhalter

Tab. 3.29: Indikationen für Sekundärsysteme.

Lokale Stomaprobleme stellen bei ca. 10 % der Patienten die Indikation für die Buttonanlage dar. Meist sind dies **Pflaster- und/oder Pflegemittelunverträglichkeiten**, die teilweise auch zu **chronischen Ekzemen** führen. Bei Undichtigkeiten und **peristomalen Leckagen** kann das Einsetzen eines Buttons direkt zum Sistieren des Sekretflusses führen. Meist sind es jedoch **kosmetische Gründe** und der Wunsch des Patienten, insbesondere nach erhöhter Mobilität, die dazu führen, ein Buttonsystem zu verwenden.

> **Leitsatz**
> Primäre Patientengruppen, die ein Buttonsystem erhalten, bringen eine genügende Compliance mit und können so von den Vorteilen des Systems profitieren.

Dies sind zum einen pädiatrische Patienten, insbesondere auch Adoleszenten, die kosmetische Vorteile nutzen können. Es können auch Risikopatienten, z.B. Kinder unter Hämo- oder Peritonealdialyse, mit Buttonsystemen versorgt werden. Zu beachten ist aber, dass im Krabbelalter der Button beim Bauchrobben dislozieren kann. Auch neurologische Patienten, insbesondere mit isolierten Schluckstörungen, z.B. bei amyotropher Lateralsklerose, sind gut für ein Buttonsystem geeignet. Dies gilt ebenso bei Patienten mit Tumorleiden, insbesondere Tumoren des Hypo-/Oropharynx und des Ösophagus. Diese Patienten erhalten heutzutage meist standardgemäß eine PEG vor Einleiten einer Radio- oder Chemotherapie. In den Therapiepausen kann dann ein Buttonsystem angelegt werden. Bei Patienten, die während der Remission eines primär nicht kurablen Karzinoms wieder oral Kost aufnehmen können, ist der Button als Platzhalter anzuwenden und kann bei erneutem Progress zur enteralen Ernährungstherapie genutzt werden. Geriatrische bzw. psychiatrische Patienten, die sich die PEG akzidentiell dislozieren, können bei Verwendung eines Buttonsystems vor Stomaverletzungen geschützt werden.

Kontraindikationen
• PEG-Anlage vor zwei bis vier Wochen
• floride Stomainfektion
• langer (>4,5 cm) oder sehr gewundener Stomakanal
• PEG primär nur sehr schwierig bzw. endoskopisch unmöglich

Tab. 3.30: Kontraindikationen für Sekundärsysteme.

Leitsatz

Ein PEG-Stoma, welches nicht älter als **zwei bis vier Wochen** ist, sollte primär nicht mit einem Buttonsystem versorgt werden, da eine gute Ausbildung eines Stomakanals Voraussetzung ist.

Eine frühere Knopfinsertion ist nicht zu empfehlen, da mit Fehlplatzierungen zu rechnen ist. Eine **floride Stomainfektion** stellt für den Elektiveingriff der Buttonanlage eine Kontraindikation dar. Hierbei können Keime in den Fistelgang gelangen und eine Exazerbation der Infektion bedingen. In diesen Fällen ist es günstiger, zunächst durch intensive lokal desinfizierende Maßnahmen oder ggf. durch den Einsatz von systemisch wirksamen Antibiotika den Lokalinfekt zu sanieren und dann den Button zu implantieren. Ein **langer (>4,5 cm) oder sehr gewundener Stomakanal** kann ebenfalls zu erheblichen Problemen mit Perforationen des Kanals und extragastraler Buttonplatzierung führen. Sollte eine Buttonplatzierung nicht möglich sein, ist erneut eine PEG anzulegen. Aufgrund eigener Erfahrungen sollten auch Patienten, bei denen die Anlage der **PEG primär nur sehr schwierig bzw. endoskopisch unmöglich war**, nicht mit einem Buttonsystem versorgt werden. Bedingt durch Materialdefekte, aber auch akzidentielle Dislokationen kann es innerhalb von kurzer Zeit zu Stomaverschlüssen kommen, so dass keine erneute Insertion erfolgen kann. In diesem Fall muss eine neue PEG angelegt werden, was für den Patienten im Einzelfall erheblich negative Konsequenzen nach sich zieht, z.B. erneute Operation. Falls eine PEG ersetzt werden muss, kann, insbesondere bei Lokalinfektionen, statt eines Buttons auch ein Gastrotube verwendet werden.

Material
• Button/Gastrotube
• Seldinger-Draht-Set
• Lochtuch
• Kompressen
• Verbandset mit Y-Kompresse
• 10 ml Spritze mit NaCl 0,9 % zum Blocken
• Standardendoskop
• Schlinge zur PEG-Entfernung
• Bougie zur Bougierung auf 15 CH
• Schere
• (ggf. C-Bogen)

Tab. 3.31: Material zur Anlage eines Sekundärsystems.

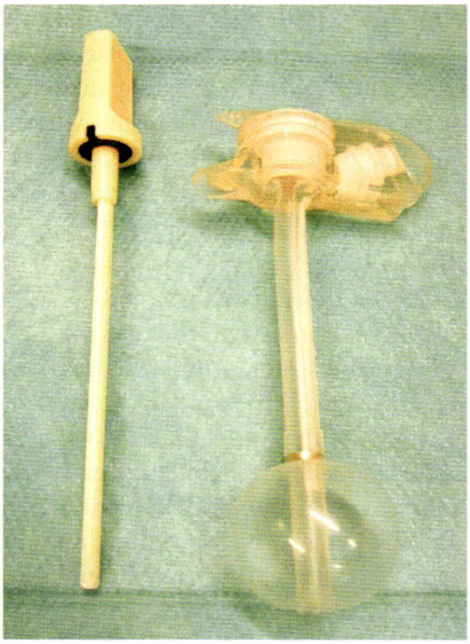

a

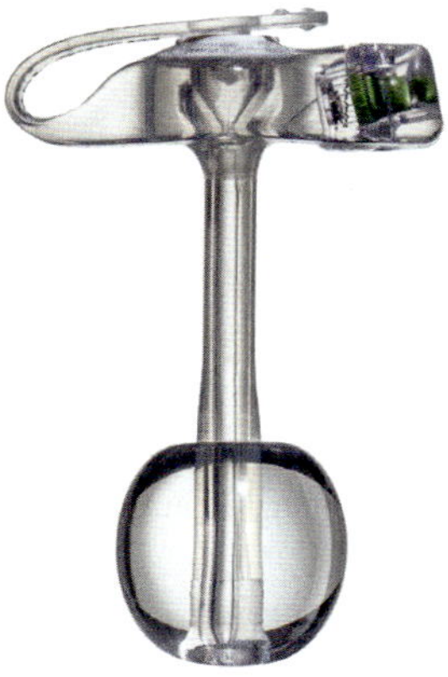

b

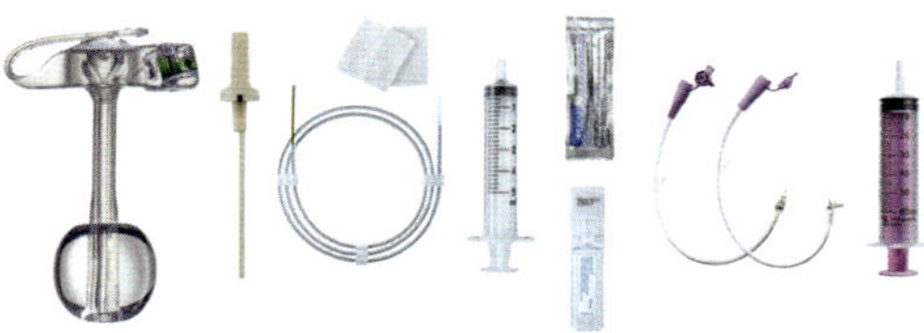

c

Abb. 3.38: **a:** Geblockter Button, Mandrin. **b:** Freka® Belly Button Comfort. **c:** Freka® Belly Button Comfort Set.

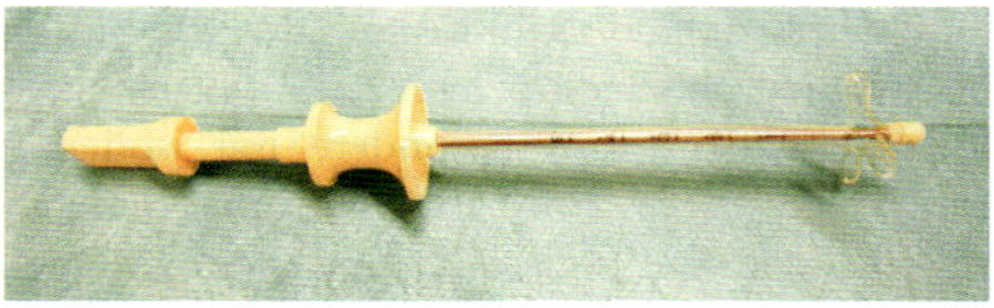

Abb. 3.39: Längenmesser zur Bestimmung der Stomalänge.

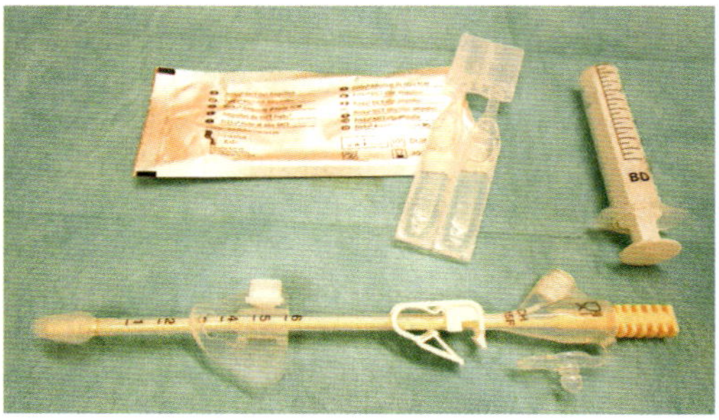

a

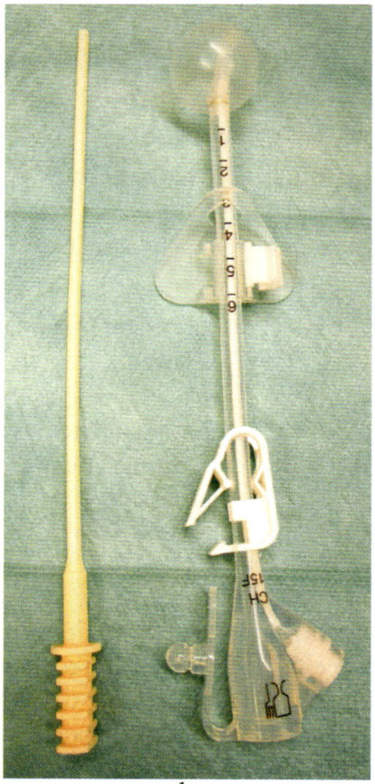

b

Abb. 3.40: Steriler Tisch (**a+b**)/Gastrotube-Set.

Praktischer Ablauf – Button-Anlage (modifizierte Seldinger-Technik nach Dormann)

Die Erstanlage eines Buttons als Zweitsystem nach vorheriger PEG-Platzierung erfolgt immer unter endoskopischer Kontrolle und wird bei allen Buttonsystemen ähnlich durchgeführt. Ein später eventuell notwendiger Buttonwechsel kann bei entsprechender Erfahrung und guten Stomaverhältnissen auch ohne Endoskopie erfolgen. Die sichere gastrale Platzierung ist dann jedoch klinisch durch sichere Aspiration von Mageninhalt und in jedem Zweifelsfall radiologisch zu dokumentieren.

Das endoskopische Vorgehen bietet zum einen die Möglichkeit, die innere Halteplatte sicher zu entfernen, zum anderen kann eine Inspektion des inneren Stomas erfolgen, um pathologische Veränderungen, z.B. eingewachsene Halteplatten auszuschließen. Zusätzlich können endoskopisch die Passage des Buttons nach gastral kontrolliert und so eine Fehlplatzierung vermieden werden. Initial wird der Seldingerdraht über die liegende Sonde eingelegt, so kann im Verlauf eine sichere Passage gewährleistet werden. Dann wird die PEG endoskopisch entfernt, indem sie mit der Schlinge gefasst und oberhalb der Bauchdecke auf ca. 4 cm abgeschnitten wird. Danach wird sie mit dem Gastroskop in den Magen zurückgezogen. Gleichzeitig wird der Längenmesser über den liegenden Draht in das Stoma bis in den Magen eingeführt, um die benötigte Schaftlänge des Buttons auszumessen. Die Längenbestimmung erfolgt in sitzender und liegender Position des Patienten. Optimal ist eine Buttonschaftlänge von 10 bis 15 mm. Der Längenmesser verbleibt als Platzhalter im Stomakanal, während der Ballon des anzulegenden Buttons auf Dichtigkeit geprüft wird. Hierzu werden 6 ml NaCl mittels Luerspritze in den Ballon gegeben. Bei Funktionsfähigkeit muss der komplette Inhalt aus dem Ballon abgesaugt werden, um eine gute Stomapassage zu gewährleisten. Die Entfernung des Längenmessers und das Vorschieben des mit Gleitmittel benetzten Buttons in den Magen erfolgen direkt aufeinander. Ein Führungsmandrin kann die Platzierung des Buttons erleichtern. Wird der Button im Magen endoskopisch sichtbar, kann der Ballon über das seitliche Ventil mit 5 bis 7,5 ml NaCl-Lösung gefüllt werden. Buttonlänge und Füllungsvolumina sind in einem Patientenpass zu dokumentieren. Der Führungsmandrin und der Draht werden entfernt. Mit dem Herausziehen des Gastroskopes entfernt der Arzt auch die abgeschnittene PEG.

In Ausnahmefällen kann bei einer erschwerten Passage des Buttons im Stoma ein Führungsdraht als Schiene zu Hilfe genommen werden. Bei zu kleinem Stoma kann auch eine Dilatation des Kanals über einen Führungsdraht notwendig werden. Diese Verfahren erfordern einige Erfahrung im Umgang mit Buttonsystemen und sollten nur in Einzelfällen angewendet werden.

Praktischer Ablauf – Button-Wechsel

Muss ein defekter Button gewechselt werden, kann dies durch geschultes Personal und unter guten lokalen Verhältnissen ohne erneute endoskopische Kontrolle mittels Seldingertechnik erfolgen. Über den bereits einliegenden Button wird ein Seldingerdraht eingelegt. Über das seitliche Ventil wird mittels einer Luerspritze die NaCl-Lösung abgezogen und so der Button entblockt. Der neue mit Gleitmittel benetzte Button wird über den Draht positioniert und schließlich erneut mit NaCl-Lösung geblockt. Hierbei besteht prinzipiell die Gefahr, dass der Button nicht intragastral liegt und es konsekutiv zu Applikation von Sondenkost in die freie Bauchhöhle kommt. Die Gefahr der Fehlplatzierung ist umso größer, je länger der vorhandene Stomakanal ist. Bei längeren Buttonsystemen (<3 cm) kann es im Kanal zur Dislokation kommen. Die sichere intragastrale Platzierung ist klinisch durch sichere Aspiration von Mageninhalt und in jedem Zweifelsfall radiologisch zu dokumentieren. Hierfür erfolgt die Gabe von Kontrastmittel über die einliegende Sonde. Sicher dargestellt werden sollte so die Lage des Ballons innerhalb des Magenlumens.

Praktischer Ablauf – Gastrotube

Die Anlage eines Gastrotube erfolgt analog der Buttonanlage ebenfalls in Seldingertechnik. Der einzige Unterschied besteht darin, dass keine Längenmessung notwendig ist.

Komplikationen
• Blutungen • Druckulkus • Fehlplatzierung und somit Applikation von Sondenkost in die freie Bauchhöhle

Tab. 3.32: Komplikationen bei der Anlage/Wechsel eines Sekundärsystems.

Komplikationen sind selten, müssen aber beherrscht werden. Bei der Anlage kommt gelegentlich ein zu enges Stoma vor, welches mittels Bougierung aufgedehnt werden kann. Bei **Blutungen** reicht in der Regel eine lokale Blutstillung.

Bei Auswahl eines zu kurzen Buttons kann es innerhalb von 1 bis 2 Tagen zur Ausbildung eines **Druckulkus** kommen, daher ist die korrekte Längenmessung wichtig. Mittels klinischer, endoskopischer oder radiologischer Lagekontrolle können eine **Fehlplatzierung und somit Applikation von Sondenkost in die freie Bauchhöhle** vermieden werden.

3.2.1.6. Standardisierte Nachsorge perkutaner Sonden

Material
• Händedesinfektionsmittel • Hautdesinfektionsmittel • isotone Kochsalzlösung • 1 Paar un-/sterile* Handschuhe • Verbandsset (sterile Kompressen, sterile Schlitzkompressen, Stretchpflaster, Fixierpflaster) • Abwurfschale

Tab. 3.33: Material zur Nachsorge perkutaner Sonden. * Bei völlig reizfreiem Stoma sind sterile Handschuhe nicht notwendig.

Praktischer Ablauf

Hinsichtlich der Fixierung der Sonde gibt es verschiedene Empfehlungen. Grundsätzlich sollte, um eine sichere Verklebung der Peritonealblätter zu erreichen, die erste Fixierung/der erste Verband nach Anlage 48 bis 72 h belassen werden. Das heißt, der erste Verbandswechsel nach Anlage einer perkutanen Sonde erfolgt nach 48 bis 72 Stunden. Weiterhin sollte in den ersten 14 Tagen ein täglicher Verbandswechsel vorgenommen werden, danach reicht bei reizlosen Verhältnissen ein Wechsel 2- bis 3-mal wöchentlich. Duschen und Baden ist bereits 7 Tage nach Anlage der Sonde möglich.

Nach einer hygienischen Händedesinfektion werden die Einmalhandschuhe angezogen. Anschließend werden alle Pflaster vorsichtig gelöst und Kompressen entfernt. Die äußere Halteplatte wird gelöst und zurückgezogen, so dass Schlauchsystem und Stoma sorgfältig gereinigt werden können. Mögliche Pflasterrückstände an Haut oder Sondenschlauch können mit einer in Kochsalzlösung getränkten Kompresse, ggf. Pflasterlöser entfernt werden. Hier sollten keine Wundbenzine oder Acetate verwendet werden, da es hierdurch zu Schäden an dem Sondenmaterial kommen kann. An dieser Stelle erfolgt die Inspektion des Stomas und Auffälligkeiten werden dokumentiert. Halteplatte, Sondenschlauch und Umgebung sollten anschließend mit Hautdesinfektionsmittel besprüht und manuell mit einer Kompresse gereinigt werden. Das reizlose Stoma wird von innen nach außen gereinigt und dabei jede Kompresse nur einmal benutzt. Sollte die Einstichstelle gerötet sein und eitriges Sekret austreten, wird eine Reinigung ausnahmsweise von außen nach innen durchgeführt, um eine Vergrößerung der Wunde durch das infizierte Sekret zu vermeiden. Stoma, Sonde und Halteplatte werden erneut mit Hautdesinfektionsmittel besprüht und anschließend vollständig trocknen gelassen. Die Hände werden erneut hygienisch desinfiziert und neue Handschuhe angezogen.

An dieser Stelle unterscheidet sich das weitere Vorgehen abhängig von der Art der perkutanen Sonde:

▶ PEG

Die Sonde wird 3-4 cm in den Stomakanal vorgeschoben und mehrmals um 360° gedreht. Anschließend wird die Sonde bis zum spürbaren Widerstand zurückgezogen. Diese regelmäßige Mobilisation soll das Einwachsen der inneren Halteplatte in die Mageninnenwand (BBS) vermeiden. Die Besonderheit der Direktpunktions-PEG ist, dass die Haltefäden nach 10 Tagen entfernt werden müssen. Außerdem muss das primäre Ballonsystem nach 30 Tagen in ein Sekundärsystem (Button, Gastrotube s.u.) gewechselt werden, da das verwendete Material nicht für einen längerfristigen Gebrauch vorgesehen ist.

▶ JET-PEG

Die Sonde wird 3-4 cm in den Stomakanal vorgeschoben. Die Mobilisation soll das Einwachsen der inneren Halteplatte in die Magenwand (BBS) vermeiden. Eine JET-PEG darf niemals gedreht werden, da dadurch die intestinale Sonde dislozieren kann.

▶ EPJ

Die Sonde wird 1-2 cm (nicht mehr!) vor und zurückgeschoben und um 360° gedreht. Anschließend wird sie mit leicht spürbarem Widerstand zurückgezogen.

▶ EPJ-J

Die Sonde wird ebenfalls 1-2 cm vorgeschoben und zurückgezogen. Die EPJ-J darf ebenfalls niemals gedreht werden, da es sonst zu Knotenbildung oder zurückschlagen des jejunalen Schenkels kommen kann.

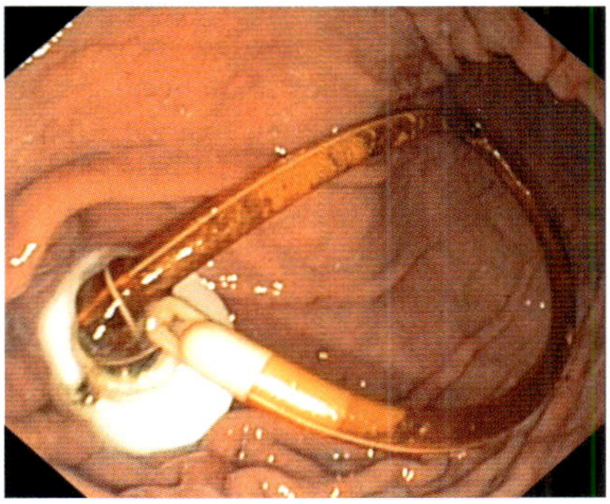

a

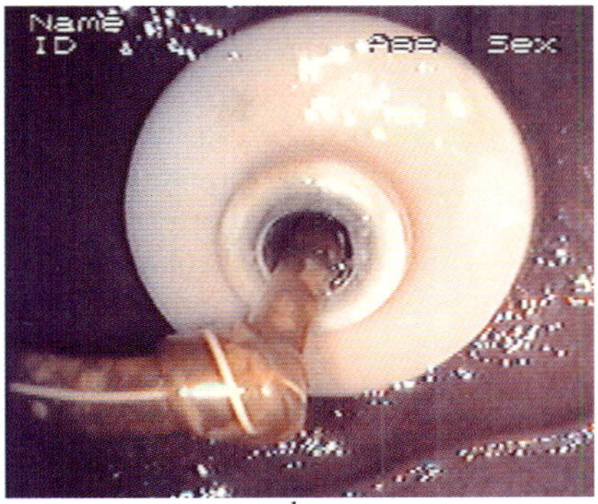

b

Abb. 3.41a+b: Knotenbildung durch falsche Nachsorge.

Nach Mobilisation der Sonde wird eine Schlitzkompresse zur Vermeidung einer feuchten Kammer zwischen Haut und Halteplatte um die Sonde gelegt. Die Halteplatte wird zurückgeführt und die Sonde mit leichtem Spielraum (5-10 mm) in der äußeren Halteplatte fixiert. Anschließend wird die äußere Halteplatte mit einer Kompresse abgedeckt und mit einem Stretchpflaster fixiert. Hierauf kann optional bei orientiertem und kooperativem Patienten verzichtet werden.

Standardisierte Nachsorge von Sekundärsystemen

Leitsatz

Nach Erstanlage muss vor Entlassung des Patienten die Blockung der Sonde noch einmal kontrolliert werden, um Ballondefekte auszuschließen.

Bei reizlosen Wundverhältnissen sind das Baden, Duschen und Sport treiben ab dem Anlagetag ohne Einschränkungen möglich. Eine Nahrungskarenz bzw. erneuter Kostaufbau ist nach der Buttonanlage nicht erforderlich. Die Nahrungs- und Flüssigkeitsapplikation erfolgt über ein handelsübliches Überleitungssystem. Ein Verband ist bei reizlosen Wundverhältnissen nicht notwendig.

Die tägliche Reinigung der Auflagefläche und der Einstichstelle mit warmen Wasser und milder Seife ist anzuraten, anschießend hat eine Hautdesinfektion zu erfolgen.

Bei spontaner Ballonruptur und dem Herausfallen der Sonde sollte diese mittels Pflasterfixierung im Stoma gehalten werden. Die kurzfristige Neuanlage ist von größter Dringlichkeit, da das Stoma sich sonst innerhalb weniger Stunden verschließen kann. In einigen Fällen, z.B. Urlaub ist es vorteilhaft, wenn der Patient über eine Ersatzsonde verfügt, damit bei einem Defekt das passende System vorrätig ist und schnell eingesetzt werden kann.

Entscheidend für den Langzeiterfolg ist neben der guten Patientenselektion eine präzise Schulung. Diese sollte schon in der Klinik erfolgen und der Patient und sein Umfeld mit den Besonderheiten des Sondensystems vertraut gemacht machen. Ein Pass, Informationsmaterial und Pflegestandards der Hersteller unterstützen die Schulungsmaßnahmen.

3.2.1.7. PEC: perkutane endoskopische Colo-/Coecumstomie

Allgemeine Vorbereitung

24 h vor dem geplanten Eingriff muss eine Aufklärung des Patienten/Betreuers erfolgen. Der Patient sollte mittels handelsüblicher Abführlösungen wenn möglich am Vortag und am Tag der Untersuchung vorbereitet werden. Die Untersuchung erfolgt in Analgosedierung.

Indikation
• Dekompression bei akuter und rezidivierender Kolonobstruktion (z.B. Ogilvie-Syndrom)
• intestinale Pseudoobstruktionen
• Lokaltherapie bei akuten, therapierefraktären Infektionen (z.B. Pseudomembranöse Kolitis)
• Irrigationszugang bei chronischer Obstipation

Tab. 3.34: Indikationen zur Anlage einer PEC.

Kontraindikationen
• Darmnekrosen/-ischämien
• (V.a.) Darmperforation
• Aszites
• Gerinnungsstörungen

Tab. 3.35: Kontraindikationen zur Anlage einer PEC.

Material
Analog zur PEG:
Monitoring (Pulsoxymetrie, Blutdruckmessung, ggf. EKG-Ableitung).
• PEG-Set (Durchzugs- und Direktpunktionsset)
- PEG-Sonde (CH 20)
- Skalpell
- Punktionskanüle aus Stahl mit Peel-off Kunststoffhülse
- äußere Halteplatte
- Ritsch-Ratsch-Klemme
- Ansatzadapter
- Nahtapparat
- Fadenset
• Lochtuch
• Kompressen
• Verbandsset mit Y-Kompresse
• Spritze (10 ml) mit Lokalanästhetikum
• 1 er-Punktionsnadel
• 4 ml physiologischer Kochsalzlösung 0,9 %ig
• Sedierung, z.B. Midazolam (5 mg/5 ml) und Propofol (200 mg/20 ml)
• Koloskop
• steriler Kittel
• sterile Handschuhe

Tab. 3.36: Material zur Anlage einer PEC.

Praktischer Ablauf

Zunächst erfolgt das Vorspiegeln bis zum Coecalpol. Es wird CO_2-Insufflation verwendet. Es folgen die Darstellung mittels Diaphanoskopie, eine Lokalanästhesie der Bauchwand und die anschließende Punktion des Darmlumens mit einer dünnen Kanüle. Die Punktionsnadel wird bis in den Darm vorgeschoben, um die Länge und Richtung des zukünftigen Stomakanales zu ermitteln. Anschließend erfolgt die Punktion mit der Punktionskanüle. Als Modifikation kann auch eine Kombinationstechnik aus der Durchzugstechnik und dem gastropexie-gesicherten Verfahren verwendet werden. Hierbei werden vor dem Einführen der Punktionskanüle 2-3 Sicherungsnähte gelegt, um den Darm sicher zu fixieren. Danach erfolgen eine ca. 1 cm breite Stichinzision und die Einführung der Punktionsnadel des handelsüblichen Sets. Nach Rückzug der Punktionsnadel verbleibt die Einführhülse im Coecum. Hierüber wird dann der Zugfaden eingeführt, mit einer Zange gefasst und möglichst komplett durch den Instrumentierkanal aus dem Endoskop nach anal gezogen. Bei Rückzug des Endoskopes wird die Luft aus dem Kolon abgesaugt. An das Ende dieses Fadens wird die PEG-Sonde angebunden und durch den Darm gezogen. Die innere Halteplatte muss sich am Ende der Untersuchung an der Darmwand befinden. Eine endoskopische Lagekontrolle ist aufwendig, daher sollte eine Lagekontrolle mittels Kontrastmittel im Anschluss erfolgen. Abschließend werden die äußere Halteplatte angebracht und die Wunde mit einem standardisierten Verband versorgt. Hierbei ist die Sonde mit leichtem Druck zu fixieren, damit eine Adhäsion erfolgen kann.

Komplikationen

Die Komplikationen der PEC sind mit denen nach Anlage einer PEG vergleichbar. Aufgrund der dünnen Darmwand sollte bei der Fixierung der Halteplatte nur geringer Druck aufgebracht werden, um eine lokale Ischämie zu vermeiden.

3.2.2. Sonographische perkutane Verfahren

Leitsatz
Die sonographisch kontrollierte perkutane Sondenanlage, erstmals vorgestellt 1991 von Gebel et al., ist nur bei Patienten indiziert, bei denen die endoskopische PEG-Anlage unmöglich ist.

Dies ist jedoch bei effektiver Nutzung der vorhandenen Techniken und durch geschulte und erfahrene Untersucher heutzutage selten der Fall. Der Vollständigkeit halber wird dieses Verfahren jedoch ebenfalls kurz dargestellt.

3.2.2.1. PSG: perkutan sonographische Gastrostomie

Indikationen
• endoskopisch unpassierbare Stenose/Strikturen

Tab. 3.37: Indikationen zur sonographisch kontrollierten perkutanen Sondenanlage.

Kontraindikationen
• Aszites
• Tumor der Magenwand
• Peritonealkarzinose
• Pylorus-/Duodenum-/Jejunumstenosen

Tab. 3.38: Kontraindikationen zur sonographisch kontrollierten perkutanen Sondenanlage.

Allgemeine Vorbereitung

24 h vor dem geplanten Eingriff muss eine Aufklärung des Patienten/Betreuers erfolgen. Es müssen eine unterschriebene rechtsgültige Einverständniserklärung vorliegen sowie eine Kopie an den Patienten/Betreuer ausgehändigt werden. Der Patient sollte 12 h vor dem geplanten Eingriff nüchtern sein. Über einen venösen Zugang sollte 2 h vor dem Eingriff sowie 3 Tage nach dem Eingriff die Gabe einer Antibiotikaprophylaxe erfolgen. Die Gerinnungsparameter (Quick >50 %, PTT < 40 s, Thrombozyten > 50.000) sollten kontrolliert werden.

Praktischer Ablauf

Die Anlage erfolgt in Analgosedierung. Über eine nasogastral eingebrachte Sonde erfolgt die Füllung des Magens mit 1000 bis 1500 ml Kochsalzlösung. Sollte eine Passage mit der Sonde nicht möglich sein, wird in einem ersten Schritt ein flexibler Führungsdraht vorgelegt und die Sonde in Seldinger-Technik in den Magen vorgeschoben. Mittels Sonographie erfolgt die Identifikation des Magenantrums. Die Füllung des Magens erfolgt, bis das Antrum einen Durchmesser von > 5 cm erreicht (ungefähr 15 bis 30 Minuten). Sollte auch eine Passage mittels Führungsdraht nicht möglich sein, muss eine direkte Punktion des Magens erfolgen und eine Füllung über die Punktionsnadel vorgenommen werden. Die Gabe von Butylscopolamin verhindert eine frühzeitige Magenentleerung. Zur Vermeidung einer Blutung werden an der Punktionsstelle größere epigastrische Gefäße duplexsonographisch lokalisiert bzw. ausgeschlossen. Nach Abschluss der Füllung erfolgt die Lokalanästhesie der Punktionsstelle. Cutis, subkutanes Gewebe, Peritoneum und Magenwand werden infiltriert. Die Aspiration von Kochsalzlösung zeigt die intragastrale Lage der Nadel. Schließlich erfolgt eine 5 mm große Stichinzision der Haut. Mittels Punktionsnadel erfolgt die Punktion des Magens. Aufgrund der Elastizität der Magenwand muss dies ruckartig erfolgen. Sonographisch werden die Nadelspitze intragastral lokalisiert und ein Führungsdraht über diese Nadel vorgeschoben. Dieser wird im Duodenum positioniert. Vor Anlage der Ernährungssonde erfolgt die Bougierung des Punktionskanales. Die Sonde wird bis in den Magen/Duodenum vorgeschoben und der Führungsdraht entfernt. Mittels eines Zugfadens erhält die Sonde ihre pig-tail Form und wird so intragastral fixiert. Zusätzlich gelingt eine Fixierung mittels Hautnaht. Um eine Aspiration zu vermeiden, wird nun über die eingebrachte Sonde die Kochsalzfüllung abgelassen. Eine perinterventionelle radiologische Lagekontrolle ist nicht obligat notwendig, sollte jedoch mittels Kontrastmittelapplikation über die Sonde vor der ersten Nutzung erfolgen.

Komplikationen
• Verletzung innerer Organe (Darm, Leber) • lokale Komplikationen (Schmerzen, Infektionen) • Dislokation durch Materialdefekt des Zugfadens

Tab. 3.39: Komplikationen bei der sonographisch kontrollierten perkutanen Sondenanlage.

3.2.3. Radiologische perkutane Verfahren

Leitsatz

Die radiologisch kontrollierte perkutane Sondenanlage ist ebenfalls nur bei Patienten indiziert, bei denen die endoskopische PEG-Anlage unmöglich ist.

Dies ist jedoch, wie bereits beschrieben, bei effektiver Nutzung der vorhandenen Techniken und durch geschulte und erfahrene Untersucher heutzutage selten der Fall. Häufiger angewandt werden radiologisch kontrollierte Verfahren z.B. zum unproblematischen Wechsel von dysfunktionellen Kathetern, da so auf eine invasive Endoskopie verzichtet werden kann. Es erfolgt daher hier nur eine kurze Beschreibung des praktischen Vorgehens.

Allgemeine Vorbereitung

24-h vor dem Eingriff muss die Aufklärung des Patienten/Betreuers über den vorgesehen Eingriff erfolgen. Die Anlage erfolgt ebenfalls in Analgosedierung. Der Patient sollte nüchtern sein.

3.2.3.1. PRG: perkutan radiologische Gastrostomie

Praktischer Ablauf

Nach Desinfektion und sterilem Abdecken erfolgt die Lokalanästhesie der Punktionsstelle. Mit einem Führungsdraht und einem Angiographiekatheter wird dann das Magenlumen transoral sondiert. Bei bereits einliegender Magensonde wird diese benutzt, um Luft zu insufflieren, ansonsten erfolgt die Luftinsufflation durch den Angiographiekatheter. Zur Hemmung der Peristaltik im oberen Gastrointestinaltrakt erfolgt die Gabe von Butylscopolamin. Durch die Luftinsufflation gelingt ein breitflächiger Kontakt der Magenvorderwand zur vorderen Bauchwand und Risikoorgane (Leber und Querkolon) werden aus dem Punktionsbereich verlagert. Zunächst erfolgt die perkutane Gastropexie mit sogenannten "T-Ankern" bzw. alternativ mittels Gastropexie Device. Der T-Anker wird vor der Punktion in die Spitze einer speziell gefertigten 18-G-Nadel gespannt, die eine Nut zur Aufnahme des T-Ankers mit Nylonfaden aufweist. Unter Durchleuchtung bzw. CT-gesteuert erfolgt mit der 18-G-Nadel die Punktion des Magens. Die seitliche Durchleuchtung/CT bestätigt die intragastrale Lage. Im Zweifel kann durch die Nadel Kontrastmittel injiziert werden, um die korrekte Lage im Magenlumen zu bestätigen. Bei korrekter Nadelposition wird ein Führungsdraht durch die Nadel geschoben, der den Anker aus der Nadelspitze in den Magen abwirft. Nach Rückzug der Nadel verbleibt der T-Anker im Magenlumen. Zieht man nun am Haltefaden, wird die Magenvorderwand an die vordere Bauchwand gezogen. Die außen aufliegende Haltevorrichtung fixiert den Anker in der gewünschten Position und sichert so die Gastropexie. Der Haltefaden wird anschließend gekappt. Durch die außen aufliegende Haltevorrichtung ist keine zusätzliche Annaht notwendig. Nachdem der erste T-Anker im Magen positioniert ist, werden 2 bis 3 weitere T-Anker in einem Abstand von ca. 1-2 cm eingebracht. In der Mitte der Fläche der T-Anker wird der Magen anschließend unter Durchleuchtung/CT-gesteuert mit einer 18-G-Nadel punktiert und die korrekte Lage mit Kontrastmittel dokumentiert. Durch das Lumen der 18-G-Nadel wird ein Führungsdraht in den Magen eingebracht und zur Sicherheit mehrfach im Fundus aufgerollt. Danach werden die Punktionsnadel entfernt und der Gastrostomiekanal über den Führungsdraht stufenweise dilatiert. Anschließend wird der Gastrostomiekatheter über den Führungsdraht in den Magen eingeführt. Die korrekte Lage des Katheters wird abschließend durch nochmalige Injektion von Kontrastmittel unter Röntgenkontrolle bestätigt. Zum Ausschluss einer Extravasation von Mageninhalt aus der Punktionsstelle und zur Lagekontrolle wird der Katheter 24 Stunden nach Implantation nochmals durch Kontrastmittelinjektion geprüft. Bei regelgerechtem Befund kann der Katheter anschließend sofort benutzt werden. Eine weitere reguläre Kontrolle des Gastrostomiekatheters ist nicht erforderlich. Katheter, die länger als drei Monate liegen, sollten jedoch prophylaktisch über einen Führungsdraht gewechselt werden. Nach 10 Tagen werden die Ankerfäden durch Abschneiden auf Hautniveau entfernt. Die T-Anker fallen bei Durchtrennung des Fadens ins Magenlumen und werden per *vias naturales* ausgeschieden.

3.2.3.2. PRG-J: perkutan radiologische Gastrojejunostomie

Praktischer Ablauf

Das Verfahren gleicht der Gastrostomie bezüglich des Zugangs zum Magen (Punktion der Magenvorderwand). Die Katheterspitze wird aber nicht im Magenlumen, sondern in der ersten Jejunalschlinge positioniert, nachdem mittels Führungsdraht Duodenum und Jejunum sondiert wurden.

3.2.3.3. PRJ: perkutan radiologische Jejunostomie

Praktischer Ablauf

Grundsätzlich wird für eine perkutane radiologische Jejunostomie dasselbe technische Vorgehen wie für die perkutane radiologische Gastrostomie angewandt. Schwierig ist die Punktion einer proximalen Jejunalschlinge mit direktem Kontakt zur vorderen Bauchwand. Nach erfolgreicher Punktion erfolgen ebenfalls eine Jejunopexie mit einem T-Anker und danach die Katheterinsertion in oben beschriebener Weise.

Komplikationen
• Blutungen
• Kontrasmittelaspiration
• Aspirationspneumonien
• lokale Infektionen
• Leckagen
• Peritonitis

Tab. 3.40: Komplikationen bei der radiologisch kontrollierten perkutanen Sondenanlage.

3.2.4. Operative perkutane Verfahren

Chirurgische Verfahren sollten heutzutage ebenfalls nur eingesetzt werden, wenn mit endoskopischen oder alternativen Verfahren keine Sonde platziert werden kann. Dies ist in weniger als 1 % der Fälle notwendig. Eine Ausnahme stellt die Feinnadelkatheterjejunostomie (FKJ) dar. Erfolgt bei Patienten eine Laparotomie/Laparoskopie, sollte dieses Sondenverfahren genutzt werden, um Zweitinterventionen zu vermeiden. Prädestiniert hierfür sind Notfallpatienten mit Bauchtrauma oder Elektivpatienten mit viszeralchirurgischen Eingriffen (z.B. Ösophagus- oder Magenteilresektionen). Diese Sonden können dann auch im Rahmen der längerfristigen postoperativen Ernährungstherapie analog zu anderen Jejunalsonden genutzt werden.

3.2.4.1. FKJ: Feinnadelkatheter-Jejunostomie

Indikationen
• große Oberbauch-Eingriffe (Ösophagus, Magen, Pankreas)
• polytraumatisierte Patienten mit abdominellen Operationen

Tab. 3.41: Indikationen der FKJ.

Kontraindikationen
• Sepsis
• Gerinnungsstörungen
• Aszites
• Peritonealkarzinose

Tab. 3.42: Kontraindikationen der FKJ.

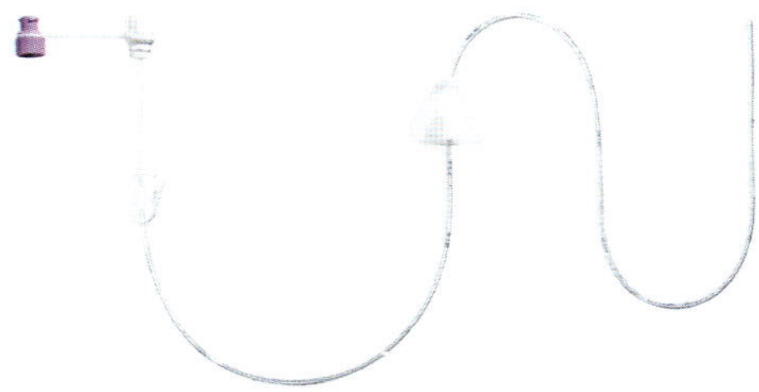

Abb. 3.42: Freka® FKJ (CH 9).

Praktischer Ablauf

Nach Identifikation der geeigneten Dünndarmschlinge erfolgt in einem ersten Schritt die Stichinzision der Haut, meist aufgrund der räumlichen Nähe von Darm- und Bauchwand im linken Oberbauch. Anschließend erfolgt das Vorschieben der in einer Splittkanüle eingeführten Sonde durch die Bauchwand nach intraabdominell. Die Splittkanüle wird entfernt und die Sonde in eine weitere mit einem Mandrin verstärkte Splittkanüle eingeführt. Die vorgesehene Dünndarmschlinge wird gestreckt, punktiert und die Kanüle antimesenterial in der Dünndarmwand vorgeschoben. Es entsteht ein Tunnel, da das Darmlumen über einige Zentimeter nicht punktiert wird. Ist anschließend eine sichere intraluminale Punktion gelungen, erfolgt die Entfernung des Mandrins, die manuelle Fixierung der Sonde und die Kanüle kann ebenfalls zurückgezogen werden. Nun erfolgt das manuelle Vorschieben der Sonde bis an die vorgesehene Stelle mit anschließender Fixierung der Sonde mittels einer Tabaksbeutelnaht an der Darmwand. Hierdurch sollen eine Dislokation sowie Leckage vermieden werden. Eine weitere Fixierung erfolgt mittels halbzirkulärer Nähte der vorgelegten Tabaksbeutelnaht am parietalen Peritoneum. Die Sonde ist so vollständig vom Peritoneum umschlossen. Um eine Rotation zu vermeiden, erfolgt die zusätzliche Fixierung mittels einer cranialen und einer caudalen Naht zwischen Darmwand und Peritoneum. Anschließend erfolgt das Anbringen der äußeren Halteplatte, welche mit zwei Nähten an der Haut fixiert wird. Vorteilhaft ist hier eine Annaht in Richtung des Sondenverlaufes, um eine Knickbildung der Sonde zu vermeiden. Abschließend werden die Klemme sowie der Ansatzadapter an der Sonde befestigt und eine steriler Verband angelegt. Auch laparoskopisch ist heutzutage die Platzierung der Sonde in vergleichbarem Vorgehen möglich.

Komplikationen
• lokale Infektionen
• Fistelungen
• Dislokation der Sonde

Tab. 3.43: Komplikationen bei der FKJ.

Standardisierte Nachsorge

4 bis 24 Stunden nach Anlage der Sonde kann mit der enteralen Ernährung begonnen werden. 24 Stunden nach der Operation sollte der erste Verbandswechsel vorgenommen werden. Dieser erfolgt analog der Nachsorge der perkutanen Sonden. Eine Mobilisation der Sonde oder Rotation der Sonden muss unbedingt vermieden werden.

Weiterführende Literatur

Enterale Ernährungstherapie mittels perkutaner endoskopischer Gastrostomie und verwandter Techniken – Evaluation und Standardisierung von bekannten und Etablierung von neuen Therapieverfahren, Habilitationsschrift Dr. med. A. J. Dormann, Magdeburg 2003

Enterale Ernährung, Kalde/Kolbig/Vogt 2. Auflage Urban & Fischer Verlag

Deutsche Gesellschaft für Ernährungsmedizin e.V. (DGEM) www.dgem.de, Leitlinien und Guidelines, Klinische Ernährung, Ethik und Recht

Komplikationsmanagement bei perkutanen endoskopischen Gastrostomien; Stute et al, Endo-Praxis 2010; 26: 150-157

www.pharmatrix.de

Buried-bumper-Syndrom. Eine neue Klassifikation mit Therapiealgorithmus; H.-J. Richter-Schrag, A. Fischer; Chirurg 2015; Springer Verlag Berlin Heidelberg

Percutaneous Sonographic Gastrostomy: Method, Indications and Problems J.S. Bleck et al 1998; The American Journal of Gastroenterology

A. Jordan, M. Brandstätter aus "Praxishandbuch Klinische Ernährung und Infusionstherapie"

Enterale Ernährung

4. Enterale Ernährung

Bis vor 40 Jahren erfolgte die enterale Ernährung mit selbst hergestellten Nahrungen. Dann kam die erste voll bilanzierte Diät auf den Markt. Es vergingen weitere Jahrzehnte, bis sich diese industriell hergestellten Nahrungen durchgesetzt hatten. Inzwischen sind sie im klinischen Alltag vollständig etabliert. Es steht für die unterschiedlichsten Krankheitsbilder eine große Bandbreite an Kostformen zur Verfügung.

Wie die Sondennahrung wurden auch die enteralen Sondensysteme und Applikationstechniken stetig weiterentwickelt. In 2016 erfolgt die weltweite Einführung eines mit intravenösen Systemen inkompatiblen Konnektionssystems, ENFit genannt. Dadurch werden Verwechslungen zwischen intravenösen und enteralen Zugängen vermieden und eine sichere Patientenversorgung gewährleistet.

Die enterale Ernährung als künstliche Ernährungsform bietet unter Einbezug der physiologischen Verdauungsabläufe eine gute Möglichkeit der (supportiven) Energiezufuhr, wenn die orale Ernährung nicht ausreicht oder möglich ist. Dazu sind Kenntnisse über die vorliegenden Erkrankungen und den Ernährungsstatus des Patienten notwendig, um das Ziel für die Energie- und Flüssigkeitszufuhr definieren zu können. Für die Gestaltung des Kostaufbaus muss die aktuelle Funktionsfähigkeit des Gastrointestinaltraktes sowie des Stoffwechsels berücksichtigt werden. In Abhängigkeit davon werden die Sondennahrung und die geeignete Applikationsform ausgewählt.

4.1. Kriterien zur Erstellung eines Ernährungsregimes

Das Erstellen eines individuellen Ernährungsregimes erfordert Kenntnisse über:

- Krankheitsbild:
  - Stadium der Erkrankung
  - ggf. bestehende Komplikationen
  - Einfluss auf
    - Energie-, Nährstoff- und Flüssigkeitsbedarf
    - Verdauungskapazität des Gastrointestinaltraktes
- Größe, Gewicht
- Ernährungsstatus
- Art und Menge der bisherigen und ggf. weiterhin möglichen oralen Ernährung bzw. Dauer der Nahrungskarenz
- ggf. bestehende Unverträglichkeiten oder Allergien (z.B. Soja/Kuhmilcheiweiß)
- Lage der Sondenspitze: gastral/jejunal

Auf Grundlage der Informationen kann die Ernährungstherapie geplant werden:

- Festlegung der enteral zuzuführenden Energie-, Eiweiß- und Flüssigkeitsmenge
- Auswahl der Sondennahrung
- Auswahl der Applikationsart
- Erstellen eines Kostaufbauplans
- Monitoring während des Kostaufbaus und im Verlauf, ggf. Anpassung der Ernährungstherapie

Tab. 4.1: Kriterien zur Erstellung eines Ernährungsregimes.

Um das Risiko für ernährungsassoziierte Komplikationen gering zu halten, sollte sich der Kostaufbau an der Verträglichkeit der Nahrung orientieren. Zudem sollten klinische und laborchemische Kontrollen erfolgen.

4.2. Ernährungsstatus

Der Ernährungsstatus des Patienten resultiert aus dem Verhältnis des Bedarfes an Energie und Nährstoffen und deren tatsächlicher Zufuhr.

Patienten, die einer enteralen Ernährungstherapie bedürfen, haben häufig einen reduzierten Ernährungsstatus. Dieser lässt sich nicht durch eine einzelne "Standardmessgröße" bestimmen. Es müssen immer verschiedene Einzelmerkmale zur Beurteilung herangezogen werden wie z.B. Anamnese, äußeres Erscheinungsbild, anthropometrische Daten wie Gewicht, Body-Mass-Index (BMI), Essprotokolle oder die Körperzusammensetzung: Bioelektrische Impedanzanalyse (BIA).

Der unbeabsichtigte, signifikante Gewichtsverlust ist – neben dem erniedrigten BMI (☞ Kap. 4.4.) – das Leitsymptom der *krankheitsspezifischen Mangelernährung*. Bei geriatrischen Patienten gilt bereits ein BMI < 20 kg/m^2 als Untergrenze. Die *krankheitsspezifische Unterernährung* ist das Resultat einer verminderten Energieaufnahme von < 60 % des Bedarfs. Dies ist z.B. bei Demenz, Depression, Dysphagie und Anorexia nervosa der Fall – Erkrankungen, bei denen keine Entzündungsprozesse zugrunde liegen.

Eine *chronisch krankheitsspezifische Mangelernährung* findet sich häufig bei Patienten mit Organinsuffizienzen, malignen und chronisch entzündlichen Erkrankungen. Die Behandlung der zugrunde liegenden Erkrankung ist dabei Voraussetzung für den Erfolg der Ernährungstherapie. Intensivpflichtige Patienten bieten häufig das Bild der *akutkrankheitsspezifischen Mangelernährung*. Hier steht die Nährstoffsupplementation zur Unterstützung lebenswichtiger Organ- und Stoffwechselfunktion im Vordergrund.

Neben einer verminderten Nahrungszufuhr können also auch eine gestörte Verwertung zugeführter Nährstoffe und/oder ein veränderter Nährstoffbedarf in einem Mangelernährungszustand resultieren.

Kategorie	BMI
Untergewicht	< 18,5
Normalgewicht	18,5-24,9
Übergewicht - Präadipositas - Adipositas Grad I - Adipositas Grad II - Adipositas Grad III	≥ 25,0 25-29,9 30-34,9 35-39,9 ≥ 40

Tab. 4.2: Gewichtsklassifikation bei Erwachsenen anhand des BMI (nach WHO, 2000).

Alter	BMI
19-24 Jahre	19-24
25-34 Jahre	20-25
35-44 Jahre	21-26
45-54 Jahre	22-27
55-64 Jahre	23-28
>64 Jahre	24-29

Tab. 4.3: Einteilung des wünschenswerten BMI nach Alter (National Research Council USA, 1989).

Allgemeine Kriterien der krankheitsspezifischen Mangelernährung
• Body-Mass-Index (BMI) < 18,5 kg/m^2 ODER • unbeabsichtigter Gewichtsverlust > 10 % des Körpergewichtes in den letzten 3-6 Monaten ODER • BMI < 20 kg/m^2 und unbeabsichtigter Gewichtsverlust > 5 % des Körpergewichtes in den letzten 3-6 Monaten
Krankheitsspezifische Unterernährung
• allgemeine Kriterien zur Diagnose der krankheitsspezifischen Mangelernährung ODER • Nahrungskarenz > 7 Tage UND • (hauptsächlich forschungsbezogen) Trizepshautfaltendicke < 10. Perzentile
Chronische krankheitsspezifische Mangelernährung
• allgemeine Kriterien zur Diagnose der krankheitsspezifischen Mangelernährung ODER • reduzierte Energieaufnahme: ≤ 75 % des geschätzten Energiebedarfs für mind. 1 Monat ODER • verminderte Muskelmasse* UND • Zeichen von Krankheitsaktivität (erhöhte CRP-Serumkonzentrationen/Plasmaalbuminkonzentration <35 g/l)**
Akutkrankheitsspezifische Mangelernährung
• unkontrollierbarer Proteinkatabolismus als Ausdruck des Stressmetabolismus bei intensivpflichtigen Patienten

Tab. 4.4: Definitionen mit Relevanz für den Ernährungssupport von der DGEM. * <10. Perzentile Armmuskelfläche (AMA) oder < 80 % Kreatinin-Größen-Index); ** oder spezifische Scores, z.B. *Crohn's Disease Activity Index* [CDAI], *American College of Rheumatology criteria* [ACR-criteria].

Bestimmung des Ernährungsstatus

Es stehen diverse validierte Screeningverfahren zur Verfügung, mit denen sich (das Risiko für) eine Mangelernährung abbilden lässt. Sie erfassen unterschiedliche Faktoren wie z.B. den Body-Mass-Index, Krankheitsschwere, Gewichtsverlauf, aktuelle Nahrungsaufnahme, Mobilität etc.

Bei positivem Screening sollten durch eine weitergehende Anamnese die individuellen Ursachen erhoben werden. Eine regelmäßige Erfassung des Ernährungszustandes ist unabdingbar, um frühzeitig intervenieren zu können.

Nutrition Risk Screening – NRS (☞ Kap. 5.)
• Anwendung im klinischen Bereich
Mini Nutritional Assessment – MNA
• Anwendung im ambulanten Bereich • einziges für ältere Menschen validiertes Screeningtool • in Kurz- und Langform verfügbar
Malnutrition Universal Screening Tool – MUST
• Anwendung im ambulanten Bereich

Tab. 4.5: Auswahl an Screeningverfahren und deren Anwendungsbereich.

4.3. Das Körpergewicht als Berechnungsgrundlage für den Energiebedarf

Bei Patienten mit BMI >18,5 und < 30 wird jeweils das aktuelle Gewicht verwendet. Dabei sollten Wassereinlagerungen und Aszites dem Gewicht abgerechnet werden. Bei adipösen Patienten kann das adaptierte Körpergewicht zugrunde gelegt werden.

Adaptiertes Körpergewicht (kg) = (Körpergewicht – Idealgewicht) x 0,25 + Idealgewicht
Berechnung des Idealgewichts (kg) nach Hamwi: Männer: 48 + (Größe in cm – 152) x 1,06 Frauen: 45,2 + (Größe in cm – 152) x 0,891

Tab. 4.6: Adaptiertes Körpergewicht.

Bei kachektischen oder mangelernährten Patienten sowie Patientengruppen mit einem hohen Risiko für ein Refeedingsyndrom (☞ Kap. 4.13.) wird gerade zu Beginn der Ernährungstherapie eine geringere Energiezufuhr veranschlagt, die im Verlauf unter engmaschigem Monitoring bis zum errechneten Bedarf gesteigert wird.

4.4. Energiebedarf

Der Energiebedarf setzt sich aus dem Grundumsatz (Energiebedarf in Ruhe zur Aufrechterhaltung der Vitalfunktionen) und dem zusätzlichen Verbrauch durch körperliche Aktivität bzw. Krankheitsprozesse (Aktivitäts-/Stressfaktor) zusammen. Auch Therapiemaßnahmen (z.B. bei Dialyseverfahren/Muskelaufbau in der Rekonvaleszenz) und der Ernährungsstatus haben Einfluss auf den Energiebedarf. Zur Berechnung stehen eine Vielzahl von Formeln zur Verfügung (☞ Tab. 4.7 + 4.8).

Im Alltag hat sich die Verwendung von Schätz- und Rechenformeln etabliert. Der Energiebedarf kann von der über die Formeln errechneten Kalorienmenge abweichen. Zudem kann sich im Rahmen des Krankheitsverlaufs, durch Veränderung der Stoffwechselsituation, der körperlichen Aktivität und des Ernährungszustandes ein veränderter Bedarf ergeben. Daher ist eine regelmäßige Überprüfung des Körpergewichts und/oder der Verstoffwechslung der Nahrung durch laborchemische Kontrollen notwendig.

Die Möglichkeit einer apparativen Messung des aktuellen Grundumsatzes bietet die indirekte Kaloriemetrie, sie steht jedoch nur in wenigen Institutionen zur Verfügung.

Leitsatz

Energiebedarf = Grundumsatz × Aktivitäts-/Stressfaktor

Richtwerte zur Orientierung
• 20-30 Jahre: 25 kcal/kg KG/Tag • 30-70 Jahre: 22,5 kcal/kg KG/Tag • > 70 Jahre: 20 kcal/kg KG/Tag
Berechnung des Grundumsatzes mit der Harris-Benedict-Formel
• Männer: 66,5 + (13,8 x Körpergewicht in kg) + (5 x Körpergröße in cm) – (6,8 x Alter in Jahren) • Frauen: 655,1 + (9,6 x Körpergewicht in kg) + (1,8 x Körpergröße in cm) – (4,7 x Alter in Jahren)

Tab. 4.7: Schätzung des Grundumsatzes bei Gesunden.

Aktivitäts-/ Stressfaktor	
1,0-1,2	überwiegend immobile, nicht mangelernährte Patienten
1,2	intensivpflichtige Patienten nach Akutstadium
1,1-1,3	überwiegend immobile Patienten in Rekonvaleszenz nach Mangelernährung; onkologische Erkrankung
1,5	mangelernährte intensivpflichtige Patienten nach Akutstadium
1,75	mittlere körperliche Aktivität
1,7-2	schwere Verbrennungen (AKE); mobile, mangelernährte Patienten

Tab. 4.8: Multiplikation mit Aktivitäts-/Stressfaktor.

Neben den hier aufgeführten Möglichkeiten zur Berechnung des Energiebedarfs sind für spezielle Krankheitssituationen und Patientengruppen Empfehlungen in den Leitlinien der DGEM und ESPEN aufgeführt.

kcal/kg KG/Tag	Patientengruppe/ Erkrankung
20-25	• akut- kranke, niereninsuffiziente Patienten*
25	• immobile, normgewichtige onkologische Patienten* • kritisch Kranke** • adipöse Patienten mit NASH*
27-30	• Mindestbedarf kranker älterer Menschen*
30	• mobile, normgewichtige onkologische Patienten*
30-35	• Patienten mit Dekubitus* • Leberzirrhose* • alkoholische Steatohepatitis* • Patienten mit terminaler Niereninsuffizienz und chronisch krankheitsspezifischer Mangelernährung* • stabile Patienten mit chronischem Nierenversagen ohne Nierenersatzverfahren*

Tab. 4.9: Leitlinienempfehlungen zur Adaptation des Kalorienbedarfs. * = DGEM ** = ESPEN.

4.5. Nährstoffbedarf

Die Kalorienzufuhr setzt sich aus der Energiemenge der einzelnen Makronährstoffe – Eiweiß, Fett und Kohlenhydrate – zusammen. Zusätzlich benötigt der Körper Mikronährstoffe wie Vitamine, Mineralstoffe und Spurenelemente; sie liefern im Gegensatz zu den Makronährstoffen keine Energie. Der Bedarf an bestimmten Nährstoffen kann im Rahmen des Gesamtenergiebedarfs je nach Erkrankung und Stoffwechselsituation sehr unterschiedlich sein.

Protein

Der Anteil an Protein sollte ca. 15 % der Gesamtkalorien ausmachen. Diesem Nährstoff kommt eine besondere Bedeutung zu, da viele enteral ernährte Patienten durch die zugrunde liegenden Erkrankungen oder Mangelernährungszustände einen erhöhten Bedarf aufweisen. Daher ist neben dem Energiebedarf die notwendige Eiweißzufuhr ein wichtiges Kriterium für die Auswahl der geeigneten Sondennahrung. Das Eiweiß für Sondennahrung wird z. B. aus Molken-, Milch-, Soja- und Erbseneiweiß gewonnen. Für Allergiker sind sowohl milcheiweiß- als auch sojafreie Varianten verfügbar. Sondennahrungen sind in der Regel glutenfrei.

Empfohlene Zufuhr pro kg KG/Tag	Patientengruppen/ Krankheitsbilder
0,6-0,8*	• stabile Patienten mit chronischem Nierenversagen ohne Nierenersatzverfahren
0,8-1,2*	• ältere Menschen • akutes Leberversagen • akut-kranke Patienten mit Niereninsuffizienz ohne Nierenersatztherapie
1,2-1,4*	• Patienten mit terminaler Niereninsuffizienz und chronisch krankheitsspezifischer Mangelernährung
1,2-1,5	• onkologische Patienten (max. 2 g)* • intensivpflichtige Patienten nach Akutphase • alkoholische Steatohepatitis* • Leberzirrhose* • akute Pankreatitis* • Patienten mit Dekubitus*
1,2-1,6 (max. 1,8*)	• akut-kranke Patienten mit akutem Nierenversagen • Patienten mit akut-auf chronischem Nierenversagen/chronischem Nierenversagen unter Nierenersatztherapie
2*	• adipöse Patienten mit nicht-alkoholischer Steatohepatitis

Tab. 4.10: Empfehlungen für die Proteinzufuhr. * = DGEM.

Fett

Die Fettzufuhr sollte ca. 30-35 % der Gesamtkalorien betragen. Bei onkologischen Patienten kann dieser Anteil auf 35-50 % angehoben werden. Für

Sondennahrungen werden z.B. Raps-, Sonnenblumen-, Rüb-, Soja- und Fischöle sowie Milchfett verwendet. Anteile aus mittelkettigen Triglyceriden stammen aus Kokos-/Palmkernöl.

Kohlenhydrate

Der Kohlenhydratanteil sollte > 50 % der Gesamtkalorien betragen. Meist werden Poly- und Oligosaccharide eingesetzt. Sondennahrungen sind in der Regel lactosearm- bzw. -frei. Einige wenige Standardnahrungen haben jedoch einen beträchtlichen Lactosegehalt. Bei bestehender Lactoseintoleranz werden durchschnittlich 5 g Lactose pro Tag toleriert (☞ Kap. 5.).

Ballaststoffe

Die empfohlene Ballaststoffzufuhr liegt bei 30 g/Tag, für ältere Menschen kann eine Zufuhr von 12,5 g/1000 kcal veranschlagt werden. In Sondennahrungen sind fermentierbare und nicht fermentierbare Ballaststoffe enthalten. Es sind aber auch Varianten mit ausschließlich fermentierbaren Ballaststoffen verfügbar, was sich bei Diarrhoen positiv auswirken kann. Indikationen für eine ballaststofffreie Sondenernährung liegen nur selten vor (z.B. bei Ileostomie/schwerer Colitis). Ballaststoffquellen für Sondennahrungen sind z.B. Soja, Hafer, Inulin, Fructooligosaccharide, Tapiokastärke, (teilhydrolisiertes) Guarkernmehl und Weizendextrin.

Mikronährstoffe

Ab einer Menge von 1000-1500 ml liefern kommerzielle Sondennahrungen eine bedarfsdeckende Menge an Vitaminen, Mineralstoffen und Spurenelementen. Über eine EU-Richtlinie (1999/21/EG) sind Mindest- und Höchstmengen für den Mikronährstoffgehalt der Nahrungen festgelegt. Sondennahrungen sind in der Regel natriumarm. Ein spezifischer Bedarf bestimmter Mikronährstoffe bei einzelnen Krankheitsbildern ist z.T. in den krankheitsadaptierten Nahrungen berücksichtigt.

4.6. Flüssigkeitsbedarf

Der Flüssigkeitsbedarf richtet sich im Wesentlichen nach Gewicht und Alter, ggf. bestehenden Flüssigkeitsverlusten oder notwendigen Restriktionen (☞ Tab. 4.11). Die Empfehlungen für gesunde Erwachsene liegen bei 35 ml/kg KG/Tag für 19-50jährige, ab einem Alter von 50 Jahren können 30 ml/kg KG/Tag veranschlagt werden.

Alternativ kann folgende Berechnungsformel verwendet werden:

Leitsatz
1500 ml + (kg KG – 20 kg) x 15 =
Flüssigkeitsbedarf in ml pro Tag

Erhöhte Zufuhr	Reduzierte Zufuhr
• Fieber (+ 2 -2,5 ml/kg KG pro 1°C über 37° pro 24 h) • Ersatz von Verlusten über - Erbrechen - Diarrhoe - starkes Schwitzen - Hyperventilation - schwere Verbrennungen - Fisteln - Drainagen/Wunden o.ä. - Dünndarmstomata	• Ödeme kardialer, hepatogener, renaler Pathogenese • Herzinsuffizienz • Aszites • chronisches Nierenversagen mit Nierenersatzverfahren (1000 ml + Harnvolumen/Tag)

Tab. 4.11: Adaptation der Flüssigkeitszufuhr.

Zur Beurteilung der ausreichenden Flüssigkeitsversorgung sollten neben den Retentionsparametern (Kreatinin, Harnstoff) auch klinische Zeichen wie trockene Schleimhäute, stehende Hautfalten und dunkler Urin beachtet werden.

Flüssigkeitszufuhr bei enteraler Ernährung

Über das in der Sondennahrung enthaltene Wasser ist der Bedarf an Flüssigkeit in der Regel nicht gedeckt. Bei der Berechnung des Ernährungsplans ist die in der Nahrung enthaltene Flüssigkeit (64-85 %) und die für die Medikamentenapplikation und das Spülen der Sonde verwendete Wassermenge mit zu berechnen. Die fehlende Flüssigkeit muss zusätzlich appliziert werden. Hier können (abgekochtes) Leitungswasser oder stilles Mineralwasser verwendet werden. Der Einsatz von Tee wird aufgrund der Gefahr von nosokomialen Infektionen durch Teezubereitungen sowie potentiellen Wechselwirkungen mit Arzneistoffen nicht empfohlen.

4.7. Sondennahrungen

4.7.1. Rechtliche Grundlage

Sondennahrungen werden auf europäischer Ebene über die Richtlinie 1999/21/EG der EU-Kommission und auf nationaler Ebene über die deutsche Diätverordnung hauptsächlich in §1 Absatz 4a geregelt.

Diese Verordnung über diätetische Lebensmittel (Diätverordnung) bestimmt über die Zusammensetzung, Herstellung und Kennzeichnung von diätetischen Lebensmitteln, worunter auch Sondennahrungen fallen. Sie werden zur ausschließlichen oder teilweisen Ernährung von Patienten mit eingeschränkter oder gestörter Fähigkeit zur Aufnahme, Verdauung, Resorption, Verstoffwechslung oder Ausscheidung gewöhnlicher Lebensmittel oder bestimmter Nährstoffe eingesetzt.

Leitsatz

Vollbilanzierte Nahrungen sind aufgrund ihrer Zusammensetzung und der empfohlenen Tageszufuhrmengen als alleinige Nahrungsquelle geeignet.

4.7.2. Zusammensetzung von hoch- und niedermolekularen Sondennahrungen

Sondennahrungen sind für unterschiedliche Verdauungsleistungen und Krankheitsbilder konzipiert. Im Wesentlichen wird dabei zwischen hoch- und niedermolekularen Nahrungen unterschieden. Hochmolekulare Nahrungen liefern intakte Nährstoffe, was eine weitgehend normale Verdauungsfunktion voraussetzt. Sie sind für den Großteil der Patienten geeignet. Bei ausgeprägten Störungen der Verdauungsfunktion oder Unverträglichkeit der hochmolekularen Nahrung können niedermolekulare Nahrungen eingesetzt werden. Hier liegen die Nährstoffe in "vorgespaltener" Form vor und können leichter verdaut werden.

Elementardiät

Elementardiäten enthalten freie Aminosäuren als Stickstoffquelle. Diese haben eine schlechtere Bioverfügbarkeit und eine höhere Osmolarität als die in niedermolekularen Nahrungen eingesetzten Oligopeptide. Elementardiäten sind selten indiziert. Sie werden bei schweren Proteinallergien, genetisch bedingten Erkrankungen und vereinzelt bei Kurzdarmsyndrom oder hohen Darmfisteln eingesetzt, wenn hoch- und niedermolekulare Nahrungen nicht toleriert werden.

Home-made-Nahrungen

Der Einsatz selbst hergestellter Nahrungen durch Passieren und Verdünnen "normaler" Mahlzeiten ist kritisch zu betrachten.

Neben fehlender Nährstoffdefinition und Bilanzierung sind hygienische Aspekte zu bemängeln. Eine geeignete Konsistenz ist nach dem Homogenisieren häufig nur durch erhebliche Flüssigkeitszugaben möglich, so dass eine hohe Flüssigkeitsbelastung besteht.

4.7.3. Standardnahrungen

Standardnahrungen sind als normo- oder hochkalorische sowie proteinreiche Variante verfügbar und per Definition ballaststoffhaltig (aber auch ballaststofffrei verfügbar). Sie sind immer hochmolekular, das heißt die Nährstoffe liegen in intakter Form vor und zur Digestion und Resorption muss der Gastrointestinaltrakt funktionsfähig sein. Standardnahrungen sind durch die Zusammensetzung, welche bei bedarfsdeckender Energieaufnahme den Referenzwerten einer gesunden Bevölkerung entspricht, gekennzeichnet (Ausnahme: proteinreiche Standardnahrung).

Nahrung	Eiweiß	Fett	Kohlenhydrate
Hochmolekular	intakte Proteine	Triglyceride (LCT, z.T. MCT)	Poly- und Oligosaccharide (z.B. Stärke, Maltodextrin)
Niedermolekular	Aminosäuren und/oder Peptide (Hydrolysate)	Triglyceride mit spezifischen Fettsäuremustern (mehrheitlich MCT)	Mono-, Di- und Oligosaccharide (z.B. Glucose, Maltodextrin)

Tab. 4.12: Qualitative Unterschiede von Sondennahrungen.

Normokalorisch
• 1-1,2 kcal/ml • 80-85 % Wasser • 25-35 % Lipide • 49-65 % Kohlenhydrate • Ballaststoffe
Hochkalorisch
• 1,2-2 kcal/ml • 64-77 % Wasser • Ballaststoffe
Proteinreich
• normo-/hochkalorisch • Proteinanteil: ≥ 20 % • Ballaststoffe

Tab. 4.13: Zusammensetzung von Standardnahrungen.

4.7.4. Auswahl der Sondennahrung

☞ Abb. 4.1

4.7.4.1. Krankheitsspezifische Nahrungen

▶ 1. Niereninsuffizienz → Eiweiß- und Elektrolytmodifizierte Nahrung

Die Einschränkung der Nierenfunktion führt zu einem Anstieg der Retentionsparameter und zu veränderten Elektrolytkonzentrationen im Blut. In der Prädialysephase wird die Belastung der Niere durch eine hohe Eiweißzufuhr vermieden. Sobald Nierenersatzverfahren eingesetzt werden, muss der dadurch entstehende Eiweißverlust durch eine eiweißreiche Ernährung kompensiert werden.

Je nach Stadium und Therapie stehen adaptierte Nahrungen zur Verfügung. Der Einsatz von nierenspezifischen Nahrungen ist jedoch in der Regel nur dann notwendig, wenn die metabolische Führung mit Standardnahrungen nicht gelingt.

Chronisches Nierenversagen ohne Nierenersatztherapie
→ protein-, kalium- und phosphatreduzierte Nahrung
Chronisches Nierenversagen unter Dialysetherapie
→ proteinreiche, kalium- und phosphatreduzierte Nahrung

Tab. 4.14: Kostform bei Nierenerkrankung.

▶ 2. Enzephalopathie unter enteraler Ernährung mit Standardnahrung → Sondennahrung mit hohem Anteil an verzweigtkettigen Aminosäuren (VKAS)

Patienten mit alkoholischer Steatohepatitis oder Leberzirrhose, die unter Ernährung mit Standardnahrung eine Enzephalopathie entwickeln, profitieren von einer Sondennahrung mit hohem Anteil an verzweigtkettigen Aminosäuren (VKAS).

▶ 3. Große chirurgische Eingriffe (Kopf-Hals- und gastrointestinale Tumore), schweres Polytrauma, manifeste Mangelernährung, milde Sepsis (APACHE II < 15) → Immunmodulierende Nahrung mit Arginin, n-3-Fettsäuren und Nukleotiden

Die Immunonutrition sollte postoperativ für 5-7 Tage bei den o.g. Indikationen eingesetzt werden.

Schwer Kranke, die nicht mehr als 700 ml/24 h tolerieren, sowie Patienten mit schwerer Sepsis (APACHE II > 15) sollten statt dessen mit Standardnahrung ernährt werden!

Bei elektiven, abdominellen Eingriffen sollte die Nahrung bereits präoperativ 5-7 Tage gegeben werden (oral als Trinknahrung, sonst enteral). Der präoperative Einsatz bietet hier Vorteile hinsichtlich der Reduktion postoperativer Komplikationen und des Ressourcenverbrauchs.

▶ 4. ARDS (*Acute respiratory distress syndrome*)/Akutes Atemnot-Syndrom → Einsatz einer Nahrung mit n-3-Fettsäuren und Antioxidantien

Der Effekt dieser Zusammensetzung soll eine selektive Unterstützung der Lungenfunktion bewirken.

▶ 5. Trauma/Verbrennungen → Einsatz einer Standardnahrung mit Glutamin

Der Glutaminzusatz führt bei diesen Patientengruppen zu einer Verbesserung der Wundheilung.

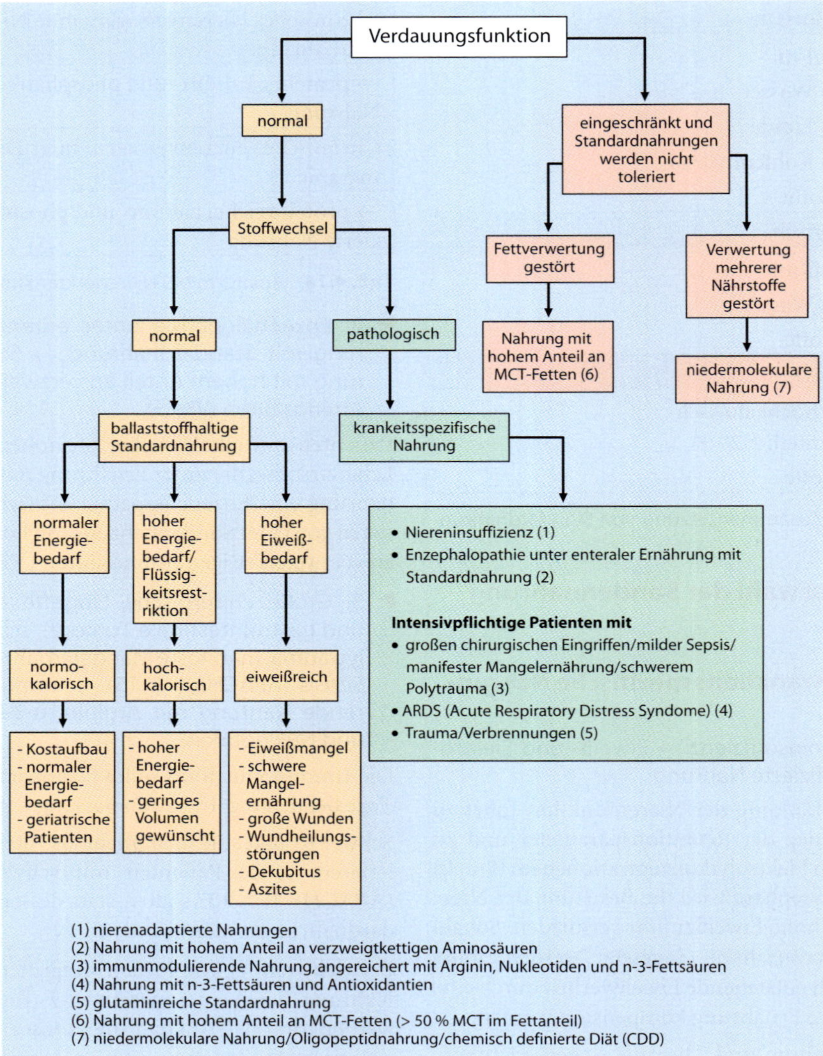

Abb. 4.1: Patienten- und stoffwechseladaptierte Nahrungsauswahl.

▶ 6. Gestörte Fettverwertung/Fettmalassimilation → Nahrung mit hohem Anteil an MCT-Fetten (> 50 % MCT im Fettanteil)

Mittelkettige Triglyceride (englisch: *medium-chain-triglycerides*) können im Gegensatz zu langkettigen Fettsäuren im oberen Dünndarm größtenteils ohne Vorverdauungsleistung über die Darmwand in die Pfortader resorbiert werden. Sie bieten daher einen Vorteil bei Erkrankungen, die mit einer raschen Nahrungspassage durch den Gastrointestinaltrakt und/oder einer fehlenden/unzureichenden Sezernierung von Pankreaslipase sowie Gallensäureverlust einhergehen. Zudem kann ihr Einsatz den Druck in den Lymphgefäßen vermindern, was z.B. bei Chylothorax und Chylusfisteln notwendig ist.

MCT-reiche Nahrungen müssen einschleichend dosiert werden, da sie bei zu schneller Applikation und in größeren Mengen gastrointestinale Beschwerden verursachen können.

MCT-reiche Nahrungen können eingesetzt werden bei Patienten mit:

- bestehender Mangelernährung und Diarrhö

- exokriner Pankreasinsuffizienz
- postoperativer pankreo-cibaler Asynchronie (Gastrektomie, Ösophagektomie)
- Z.n. Whipple-Operation oder duodenumerhaltender Pankreaskopfresektion
- Gallensäureverlustsyndrom
- rascher Nahrungspassage mit Fettmalassimilation
- Wasting bei HIV und anderen chronischen Infektionskrankheiten

▶ 7. Einschränkung der enteralen Resorptionskapazität → Niedermolekulare Nahrung/Oligopeptidnahrung/chemisch definierte Diät (CDD)

Die "vorgespaltenen" Nährstoffe in der niedermolekularen Nahrung können leichter resorbiert werden, da kaum Verdauungssekrete und Digestionsvorgänge notwendig sind. Zudem werden sie auch bei geschädigter/entzündeter Darmwand resorbiert. Der Wiederaufbau oder Erhalt der Darmintegrität und der Zottenmorphologie ist im Rahmen einer minimalen enteralen Ernährung mit niedermolekularen Nahrungen nur in geringem Maße möglich, da hierfür der Kontakt zwischen intakten Nährstoffen und der Darmschleimhaut notwendig ist.

Leitsatz
Niedermolekulare Nahrungen sind häufig die letzte Option, wenn hochmolekulare Nahrungen nicht toleriert werden.

Mögliche Ursachen für eine eingeschränkte Resorptionskapazität:

- das Fehlen von Darm- und Pankreasanteilen
- Wassereinlagerungen in den Darmwänden (z.B. bei ausgeprägter Hypoalbuminämie)
- fehlende Verdauungssekrete bei Stenosen/Kompressionen im Gallengang
- Entzündungen der Darmschleimhaut
- hohe Dünndarmfisteln
- Zottenatrophie (z.B. Zöliakie/Sprue/längere Nahrungskarenz)

Der Einsatz einer niedermolekularen Nahrung ist zu erwägen bei Unverträglichkeit von hochmolekularen Nahrungen bei:

- ausgeprägter Hypoalbuminämie
- akuter und chronischer Pankreatitis
- akutem Schub einer chronisch entzündlichen Darmerkrankung
- chronisch entzündlicher Darmerkrankung mit Fistelbildung
- Fettmaldigestion bei nach Pankreas(kopf)resektionen oder bei exokriner Pankreasinsuffizienz
- intensivpflichtigen Patienten mit jejunaler Sondenlage

4.7.4.2. Weitere Nahrungen

Für viele weitere Krankheitsbilder (z.B. Diabetes mellitus, Morbus Crohn, Tumorerkrankungen) und Patientengruppen (z.B. Intensivpflichtige) stehen spezifische Nahrungen zur Verfügung. Diese sind sehr unterschiedlich in ihren Zusammensetzungen und waren in den Leitlinien der DGEM und ESPEN nicht empfohlen. Diese Nahrungen werden daher hier nicht näher beschrieben.

In Kap. 5. befindet sich eine Übersicht der flüssigen Standardnahrungen, Complete-Nahrungen (☞ Kap. 4.7.4.3.) und der krankheitsspezifischen Nahrungen, die in diesem Kapitel behandelt wurden. Pulverisierte Nahrungen sind aus hygienischer Sicht kritisch zu sehen und werden nicht aufgeführt.

4.7.4.3. Complete-Nahrungen

Complete-Nahrungen bieten voll bilanzierte Tagesdosen von Standardnahrungen in einem Beutel (1000-2250 kcal) und sind mit unterschiedlichen Nährstoffrelationen verfügbar (☞ Kap. 5.). Dies bietet Vorteile hinsichtlich der Hygiene und Sicherheit. Zusätzlich werden Nahrungspausen, die durch den Beutel-/Flaschenwechsel entstehen können, vermieden.

4.7.5. Verordnungsfähigkeit

Die Verordnung von Produkten zur enteralen Ernährung unterliegt der Arzneimittelrichtlinie (AM-RL) des Gemeinsamen Bundesausschuss (G-BA). Dieser Richtlinie nach ist die medizinische Notwendigkeit gegeben, wenn die Fähigkeit zur ausreichenden oralen Ernährung fehlt oder eingeschränkt ist und die Modifizierung der normalen Ernährung oder sonstige ärztliche, pflegerische oder ernährungstherapeutische Maßnahmen zur Verbesserung der Ernährungssituation nicht ausreichen.

Verordnungsfähig gemäß der Arzneimittelrichtlinie sind
• Standardnahrungen • Spezialnahrungen - bei Niereninsuffizienz - bei multiplen Nahrungsmittelallergien - bei dokumentierter Fettverwertungsstörung oder Malassimilationssyndrom: niedermolekulare oder MCT-angereicherte Produkte - bei angeborenen Enzymdefekten im Eiweiß-, Kohlenhydrat- und Fettstoffwechsel: dafür geeignete Spezialnahrungen - bei Epilepsie: ketogene Diäten

Tab. 4.15: Verordnungsfähigkeit.

4.8. Applikationsformen

Die Zerkleinerung des Essens im Mund und der Weitertransport in den Magen stellen den physiologischen Akt der Nahrungsaufnahme dar, bereits in dieser Phase werden Verdauungssekrete produziert. Bei der Sondenernährung gelangt die flüssige Nahrung direkt in den Magen oder Dünndarm. Der Körper hat somit keine "Vorbereitungsphase" und die Sondennahrung gelangt in der Regel schneller in den Dünndarm als feste Mahlzeiten. Daher ist insbesondere zu Beginn der enteralen Ernährung eine langsame Applikation der Nahrung notwendig, um eine gute Toleranz zu erzielen.

Die gastrale Applikation von Nahrung erfordert eine mind. 30° Oberkörperhochlagerung des Patienten während und mind. 1 Stunde nach der Nahrungsapplikation, um Reflux von Nahrung zu verhindern. Der Applikationsmodus hat maßgeblichen Einfluss auf Verträglichkeit und Verstoffwechslung der Nahrung. Wie schnell und in welchen Mengen sie verabreicht werden soll, richtet sich im Wesentlichen nach der Lage der Sondenspitze (gastral/jejunal), der zugrunde liegenden Erkrankung, der Verdauungskapazität des Darms und den möglichen Komplikationen.

Pumpengesteuerte Applikation

Die Applikation über eine Ernährungspumpe macht eine exakte Einstellung der Laufrate über einen definierten Zeitraum möglich. Die Nahrung wird über ein in der Pumpe einliegendes Überleitsystem in die Sonde transportiert. Die pumpenassistierte Applikation ist sicher und kontrolliert und sollte generell für den enteralen Kostaufbau verwendet werden, bei jejunaler Sondenlage ist ihr Einsatz obligat. Im Vergleich zu anderen Applikationsformen treten weniger gastrointestinale Komplikationen auf. Die pumpenassistierte Ernährung bietet eine optimale metabolische Führung, z.B. die langsame Nahrungsapplikation zur Verbesserung der Verstoffwechselung bei schwer mangelernährten/kranken Patienten oder bestehendem Diabetes mellitus. Die Abhängigkeit von technischen Geräten sowie die oft über viele Stunden andauernde Gebundenheit an die Pumpe kann die Patienten einschränken. Es gibt jedoch die Möglichkeit, mobile Systeme (mit Rucksack, ☞ Abb. 4.2) einzusetzen, um die Mobilität zu erhalten. Die Pumpenapplikation ist teurer als andere Applikationsformen und erfordert einen hohen Schulungsaufwand bei Patienten/Angehörigen und betreuendem Personal. Ernährungspumpen unterliegen dem Medizinproduktegesetz (MPG), jeder Anwender sollte in den Umgang eingewiesen werden. Sie verfügen über akustische (und teilweise optische) Warnsignale, wenn eine Störung vorliegt.

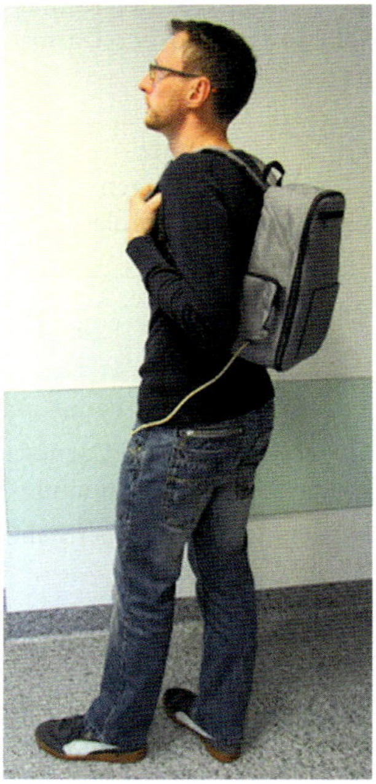

Abb. 4.2: Mobiles System.

• jejunale Sondenlage (maximale stündliche Laufrate: 150 ml/h)
• Patienten mit eingeschränkten Schutzreflexen, Magenmotilitätsstörung, Stoffwechselinstabilität
• hohes Aspirationsrisiko z.B. bei gastroösophagealem Reflux oder nach Apoplex
• intensivpflichtige Patienten
• Kostaufbau nach längerer Nahrungskarenz (= mehrere Tage)
• schwere Mangelernährung bzw. Risiko für Refeedingsyndrom
• nächtliche Nahrungsapplikation
• Diarrhoen unter anderen Applikationsformen

Tab. 4.16: Indikationen für den Einsatz einer Ernährungspumpe.

Schwerkraftapplikation

Die Sondennahrung wird an einem Infusionsständer hängend mittels eines Überleitsystems mit der Sonde konnektiert. Über eine Rollklemme kann die Laufgeschwindigkeit individuell reguliert werden, allerdings nur bedingt, da sie u.a. vom Sondendurchmesser, der Viskosität der Nahrung und der Applikationshöhe abhängig ist. Es werden 300-500 ml Nahrung in 1-2 Stunden verabreicht.

Voraussetzungen für die Schwerkraftapplikation sind die gastrale Sondenlage und eine Sondengröße von mindestens 10-12 Charriere. Die Anwendung erfolgt bei wachen und orientierten Patienten in stabilem Zustand mit normaler Magenentleerung und vorhandenen Schutzreflexen ohne Aspirationsrisiko. Das System ist einfach in der Handhabung und als geschlossenes System aus hygienischer Sicht günstig. Die Zufuhrgeschwindigkeit muss regelmäßig überprüft werden, da sie nicht exakt eingestellt werden kann.

Bolusapplikation

Bei dieser Applikationsform wird die Nahrung portionsweise verabreicht, was unseren Ernährungsgewohnheiten mit mehreren über den Tag verteilten Mahlzeiten am nächsten kommt. Sie verursacht jedoch im Vergleich zu den anderen Applikationsformen mehr Komplikationen. Der Bolus wird über ein Schwerkraft- /Pumpensystem, meist aber mit einer enteralen Ernährungsspritze verabreicht, es werden 50-300 ml in 10-20 Minuten appliziert.

Dies ist nur bei gastraler Sondenlage möglich und setzt eine normale Funktion des Gastrointestinaltraktes voraus. Insbesondere sollte keine Magenentleerungs-/motilitätsstörung vorliegen. Die Bolusapplikation wird häufig auf Wunsch bei Patienten eingesetzt, die wach und orientiert sind und einen "normalen Tagesablauf" haben. Die Applikationsform ist günstig, einfach in der Handhabung und bietet ein hohes Maß an Mobilität. Nachteilig sind die häufig schlechte Verträglichkeit (Völlegefühl, Übelkeit, Erbrechen, Diarrhoe) sowie der erhebliche Zeitaufwand für die Bolusgaben. Das Applikationsmaterial (Spritze/Überleitsystem) muss nach jeder Bolusgabe gereinigt werden. Bezüglich der Lagerung der Nahrung zwischen den Bolusgaben sind die Herstellerangaben zu beachten.

Intermittierende Nahrungsapplikation

Bei Applikation von Nahrung (Portionsgröße z.B. 300 ml) über Schwerkraft-/Pumpensystem innerhalb von 1-2 Stunden spricht man von intermittierender Nahrungsgabe. Sie wird in der Regel besser vertragen als die Bolusgaben.

4.9. Kostaufbau

Patienten, die sich bisher voll oral ernähren konnten, tolerieren in der Regel einen raschen Kostaufbau. Nach langer Nahrungskarenz und bestehendem Risiko für die Entwicklung eines Refeedingssyndroms (☞ Kap. 4.13.) sollte der Kostaufbau langsam und in jedem Fall pumpenassistiert erfolgen.

Leitsatz

Je länger die Nahrungskarenz andauert und je tiefer die Sonde im Gastrointestinaltrakt platziert ist, desto langsamer muss der enterale Kostaufbau vollzogen werden.

Bereits nach wenigen Tagen Nahrungskarenz ist die Verdauungskapazität signifikant reduziert. Durch vorsichtige Steigerung von Nahrungsmenge und Applikationsrate können die Darmzotten wieder aufgebaut werden, kann der Gastrointestinaltrakt sich an die (neue) Ernährungsform adaptieren. In den ersten Stufen des Kostaufbaus ist eine ausreichende kalorische Versorgung durch die enterale Ernährung nicht möglich. Je nach Toleranz ist sogar nur eine unzureichende Flüssigkeitsgabe über die Sonde zu erreichen. Daher kann im Rahmen des Kostaufbaus eine supportive parenterale Substitution von Energie und Flüssigkeit notwendig sein.

Leitsatz

Grundsätzlich ist ein an die Toleranz der Nahrung orientierter Kostaufbau die wichtigste Komplikationsprävention.

Beginn der enteralen Ernährungstherapie

4 Stunden nach endoskopischer Anlage perkutaner Ernährungssonden kann mit dem Kostaufbau (erst Wasser, dann Nahrung) begonnen werden.

Endoskopisch, radiologisch und manuell gelegte nasoenterale Sonden können direkt nach Anlage benutzt werden, nachdem die korrekte Lage überprüft wurde. Bei chirurgisch angelegten Sonden entscheidet in der Regel der Operateur über den Zeitpunkt des Kostaufbaus.

Der Kostaufbau kann pro Stufe 1-3 Tage dauern. Der Übergang zur nächsten Stufe ist nur möglich, wenn während der aktuellen Kostaufbaustufe keine abdominellen Schmerzen, Durchfälle, Völlegefühl, Übelkeit, Erbrechen oder erheblicher Reflux aufgetreten sind. Treten diese Beschwerden auf, sollten Nahrungsmenge und -laufrate reduziert bzw. je nach Ausprägung pausiert werden.

Kostaufbau bei gastraler Sondenlage

Perkutane Sonde: 4 Std. nach Anlage können 500 ml stilles Wasser mit 100-150 ml/h appliziert werden. Bei guter Verträglichkeit folgt anschließend Stufe 1 des Kostaufbaus, bei nasogastralen Sonden kann direkt mit Stufe 1 des Kostaufbaus begonnen werden.

Während und mind. 1 Std. nach der Nahrungsgabe auf 30° Oberkörperhochlagerung achten!

Vor und nach der Nahrungsapplikation Sonde mit 20 ml Wasser spülen.

Stufe	Sondennahrung (ml/Tag)	Stdl. Laufrate (ml/h)	Dauer (h)
1	250	50	5
2	500	75	6,7
3	1000	100	10
4	1500	150	10

Tab. 4.17: Kostaufbau bei gastraler Sondenlage.

Kostaufbau bei jejunaler Sondenlage

Perkutane Sonde: 4 Std. nach Anlage können 500 ml stilles Wasser mit 100-150 ml/h appliziert werden. Bei guter Verträglichkeit folgt anschließend Stufe 1 des Kostaufbaus, bei nasojejunalen Sonden kann direkt mit Stufe 1 des Kostaufbaus begonnen werden.

Die Applikation von Nahrung und Wasser erfolgt immer über eine Ernährungspumpe!

Vor und nach der Nahrungsapplikation wird die Sonde mit 20 ml Wasser bei Jet-PEG und nasojejunalen Sonden mit 30 ml gespült.

Stufe	Sondennahrung (ml/Tag)	Stdl. Laufrate (ml/h)	Dauer (h)
1	250	30	8,3
2	500	50	10
3	1000	75	13,3
4	1500	100	15

Tab. 4.18: Kostaufbau bei jejunaler Sondenlage.

Flüssigkeitsapplikation

Zusätzlich zur Nahrung werden je nach individuellem Flüssigkeitsbedarf (☞ Kap. 4.6.) abgekochtes, abgekühltes Leitungswasser oder stilles Mineralwasser appliziert. Dies erfolgt bei jejunaler Sondenlage in jedem Fall pumpenassistiert (max. 150 ml/h), ansonsten mit einer Laufrate von 100-150 ml/h, bei guter Verträglichkeit von bis zu 600 ml/h oder über ein Schwerkraftsystem. Ggf. oral aufgenommene und intravenös substituierte Flüssigkeitsmengen sowie der Wassergehalt der Sondennahrung sind zu berücksichtigen.

Abweichende Applikationsgeschwindigkeiten

Bei intensivpflichtigen, schwer mangelernährten und postoperativen Patienten sollte abweichend vom Standard-Kostaufbau mit einer stündlichen Laufrate von 10-20 ml/h gestartet werden. Die Steigerung der Laufrate erfolgt nach individueller Toleranz, z.B. in 20 ml-Schritten pro Tag.

Bei Kostaufbau nach längerer Karenz können pro Stufe 1-3 Tage kalkuliert werden. Patienten, die keine Einschränkungen im Bereich des Gastrointestinaltraktes aufweisen und die sich bis zur Sondenanlage voll oral ernähren konnten, tolerieren in der Regel einen Kostaufbau über Schwerkraftsystem.

Nach dem Kostaufbau

Der Standard-Kostaufbau kann den individuellen Energie- und Flüssigkeitsbedarf nicht berücksichtigen. Daher muss nach Stufe 4 kontrolliert werden, ob die Energiezufuhr ausreicht. Bei Bedarf wird jetzt die Nahrungsmenge weiter gesteigert oder auf eine höherkalorische Nahrung umgestellt. Wird die pumpenassistierte Nahrung gut toleriert, kann auf eine Schwerkraftapplikation gewechselt werden, sofern keine Indikation zum weiteren Einsatz der Ernährungspumpe (☞ Kap. 4.8.1.) vorliegt.

4.10. Medikamentenapplikation über die Sonde

Bei Applikation von Medikamenten über die Sonde sind viele Faktoren zu berücksichtigen, um eine adäquate Versorgung mit dem applizierten Wirkstoff zu erreichen. Die Medikation kann häufig nicht in ihrer ursprünglichen Form eingesetzt werden und muss sondengängig gemacht werden, sofern alternative Applikationsformen (sublingual, bukkal, rektal, transdermal, parenteral) nicht verfügbar oder anwendbar sind. Dies kann zu frühzeitiger Wirkstofffreisetzung, verminderter Resorption und geringerer Bioverfügbarkeit führen und ist bei einigen Medikamenten nicht möglich. Einnahmezeitpunkt sowie Wechselwirkungen sind wie bei der oralen Einnahme zu berücksichtigen. Die Fachinformation des Medikaments kann Hinweise zur Sondenapplikation des Arzneimittels liefern, im Zweifel ist der Hersteller zu kontaktieren. Zuverlässige und umfassende Informationen zur Medikamentenapplikation über Ernährungssonden liefert die Homepage pharmatrix.com.

Leitsätze

- Jedes Medikament ist einzeln zu verabreichen! Die Risiken bei Verabreichung von "Medikamenten-Cocktails" (z.B. alle Medikamente zusammen gemörsert) reichen von ausbleibender Wirkung über Sondenokklusion bis zu gefährlichen Interaktionen.
- Vor und nach jeder Arzneimittelgabe muss die Sonde mit 15-30 ml gespült werden.
- Arzneimittel dürfen nicht mit Sondennahrung vermischt werden, um eine Sondenokklusion oder Inkompatibilitäten zu vermeiden.
- Aus Stabilitätsgründen (Luftsauerstoff, - feuchtigkeit, Licht) müssen Arzneimittel nach dem Mörsern/Suspendieren zügig appliziert werden.

Ernährungssonden haben einen Durchmesser von 8-25 CH, was einem Innendurchmesser von < 3 bis ca. 6,6 mm entspricht. Je kleiner das Sondenlumen und je länger die Sonde, umso größer ist die Gefahr einer Okklusion (☞ Kap. 3.2.) insbesondere bei nur unzureichend zerkleinerten Arzneimitteln oder der Verabreichung von Pellets.

In der Regel geeignete Arzneiformen
• Tropfen/Säfte (CAVE: Diarrhoepotential aufgrund von Osmolarität (verdünnen), pH-Wert und Gehalt an Zuckeralkoholen) • Brausetabletten (Kohlensäure herausrühren/entweichen lassen) • nicht retardierte Tabletten (häufig kein Mörsern notwendig, viele Tabletten zerfallen in Wasser!)
Bedingt/weniger geeignete Arzneiformen
• Hartgelatinekapseln (Anwendung nur möglich, wenn keine modifizierte Wirkstofffreigabe/Magensaftresistenz bzw. Schutz vor irritierenden/gefährlichen Wirkstoffen durch die Kapsel vorliegt), Pellets aus Kapseln werden i.d.R. nicht gemörsert • Weichgelatinekapseln (Inhalt kann mit Spritze entnommen werden (Substanzverlust) oder die Kapsel in warmem Wasser aufgelöst werden) • magensaftresistent überzogene Tabletten (Anwendung für jejunale Applikation i.d.R. geeignet) • Filmtabletten/Dragees (Anwendung nur möglich, wenn Überzug zum Schutz vor Feuchtigkeit, Sauerstoff, Licht, Geschmack dient) • parenterale Darreichungsformen (Prüfung von enteraler Wirksamkeit/pH-Wert/ Osmolarität bzw. Osmolalität/ Eignung des Wirkstoffs/ Schleimhautverträglichkeit)
Meist ungeeignete Arzneiformen
• retardierte Darreichungsformen – Retardierung wird zerstört → Umstellung auf unretardierte wirkstoffgleiche Arzneiform, Rücksprache mit der Apotheke halten! • Tabletten zur sublingualen/bukkalen Anwendung dürfen nicht zerkleinert werden

Tab. 4.19: Alternative Applikationsformen für Medikamente über Sonden.

4.11. Hygienehinweise

Viele hospitalisierte, enteral ernährte Patienten sind immunsupprimiert und/oder bekommen Medikamente, die die Magensäureproduktion hemmen. Damit ist die “natürliche Abwehr” gegen Bakterien, die nicht in den Gastrointestinaltrakt gelangen sollen, nicht mehr gegeben. Zudem ist Sondennahrung ein guter Nährboden für Bakterien und Pilze, was beim Patienten zu Infektionen und Intoxikationen führen kann.

Vorbereitung

Die Hände sollten gewaschen und desinfiziert werden. Sämtliche Flächen, auf denen Nahrung und Zubehör gelagert werden, sind mit einem Flächendesinfektionsmittel zu säubern.

Sondennahrung

Nahrungen in industriell vorbefüllten Kunststoffbeuteln, Flaschen oder Containern können über 24 Stunden verabreicht werden. Bei zwischenzeitlicher Pausierung der Nahrung sind bezüglich der richtigen Lagerung der Nahrung die Herstellerangaben zu beachten. Eine starke Sonneneinstrahlung auf das Sondenbehältnis ist zu vermeiden.

Pulvernahrungen sollten möglichst nicht eingesetzt werden. Lässt sich dies nicht vermeiden, sind Portionen frisch zuzubereiten und Reste zu verwerfen. Hier sind die Vorgaben des Herstellers zu beachten.

Applikationsmaterial

Überleitsysteme und Leerbeutel, die zur Nahrungsapplikation verwendet werden, sind Einmalartikel und müssen spätestens nach 24 Stunden verworfen werden.

Container oder Leerbeutel, die ausschließlich zur Wasserapplikation verwendet werden, können über mehrere Tage verwendet werden (Herstellerangaben beachten).

Enterale Ernährungsspritzen

In der Klinik sind in Bezug auf Mörser und Spritzen zur Verabreichung der Medikamente und ggf. auch Nahrung die vorgegebenen Hygienerichtlinien einzuhalten. Im häuslichen Umfeld sollte darauf geachtet werden, dass Mörser und Spritze sauber bleiben. Häufig können sie in der Spülmaschine > 55 ° gespült werden.

4.12. Metabolisches und klinisches Monitoring

Klinisches Monitoring

Vor Beginn der Ernährungstherapie ist das aktuelle Gewicht zu ermitteln.

Zu dokumentieren sind die Menge der applizierten Nahrung und Flüssigkeit, da durch Pausen aufgrund von Therapien, Medikamentengaben etc. ansonsten erhebliche Defizite unbemerkt bleiben können. Die Verdauungsfunktion (Stuhlfrequenz und -beschaffenheit) sowie gastrointestinale Beschwerden (Völlegefühl/Übelkeit/Erbrechen) sind regelmäßig abzufragen bzw. zu beobachten. Der Körper sollte zudem insbesondere während des Kostaufbaus auf Zeichen der Hyper- oder Hypohydratation untersucht werden, incl. regelmäßiger Gewichtskontrollen. Im Rahmen der Kostaufbauphase und bei Verschlechterung des Allgemeinzustandes sollte das Abdomen regelmäßig kontrolliert werden.

Metabolisches Monitoring

Sowohl für die Bestimmung des Ernährungszustandes als auch um die Verwertung der zugeführten Nährstoffe zu kontrollieren und metabolische Entgleisungen zu vermeiden, sind gerade zu Beginn der enteralen Ernährungstherapie Laborkontrollen notwendig.

▶ Parameter zur Bestimmung des Ernährungszustandes

▶ Serumalbumin

Ursachen für ein niedriges Serumalbumin können Mangelernährungszustände, eine reduzierte Synthese im Rahmen einer Leberzirrhose, Verluste im Rahmen einer Nierenfunktionsstörung sowie Erkrankungen sein, die mit einer starken Entzündungsreaktion oder Überwässerung einhergehen. Bei Anstieg der Akutphasenproteine (z.B. CRP) sinkt der Albuminwert. Daher ist seine Aussagekraft eingeschränkt, jedoch gehen die meisten Erkrankungen/Situationen, die den Wert beeinflussen, mit einer katabolen Stoffwechsellage einher.

▶ Blutfette

Ein niedriger Cholesterinwert (< 100 mg/dl) ist ein sensitiver Parameter für ein eine chronische Mangelernährung. Triglyceridwerte < 50 mg/dl weisen bspw. auf eine längere Nahrungskarenz hin.

▶ Mikronährstoffe

Eine routinemäßige Bestimmung ist nicht notwendig. Zur weiterführenden Diagnostik bei gezielten Fragestellungen können einzelne Mikronährstoffe bestimmt werden.

▶ Laborkontrollen im Rahmen des Kostaufbaus

Die Retentionsparameter sowie Elektrolyte (Natrium, Kalium, Phosphat) sind insbesondere bei Risikopatienten im Rahmen des Kostaufbaus (☞ Kap. 4.13.) engmaschig zu überprüfen.

Bei Patienten mit Diabetes mellitus ist zu Beginn der enteralen Ernährungstherapie, im Stressstoffwechsel sowie unter Steroidtherapie engmaschige Blutzuckerkontrolle notwendig, da die Kohlenhydrate schneller in den Dünndarm gelangen, aufgespalten und resorbiert werden als bei der festen Nahrung. Häufig ist eine Abdeckung der zugeführten Kohlenhydrate mit oralen Antidiabetika nicht möglich. Um die Insulintherapie einstellen zu können, muss der jeweilige Insulinbedarf mittels Blutzuckerkontrolle unter der enteralen Ernährung ermittelt werden.

4.13. Refeedingsyndrom

Definition

Das Refeedingsyndrom wird als gravierende Verschiebung des Elektrolyt- und Flüssigkeitshaushaltes bezeichnet, welches sich zu Beginn einer oralen, enteralen oder parenteralen Ernährungstherapie mangelernährter und kachektischer Patienten ausbilden kann. Gefährdet sind mangelernährte Patienten und Patienten mit bereits vorbestehendem Mangel (Elektrolyte, Thiamin). Ein schneller Kostaufbau und/oder eine initial hohe Kalorienzufuhr kann bei dieser Klientel potentiell letale Folgen haben.

Daher ist die Kenntnis über diese Komplikation wichtig für deren Prävention (☞ Tab. 4.21) und Therapie (☞ Tab. 4.22).

Das Leitysmptom des Refeedingsyndroms ist eine Hypophosphatämie (< 0,6 mmol/l). Häufig bestehen weitere Elektrolytentgleisungen, Vitamin- und Spurenelementmängel. Ein (latent) vorbestehender Thiaminmangel kann durch die Nährstoffzufuhr offensichtlich werden und eine Laktatzidose sowie eine Wernicke-Enzephalopathie zur Folge haben.

Meist treten die Symptome innerhalb von 2-4 Tagen nach Beginn der Nährstoffaufnahme auf.

▶ Mögliche Folgen

- Hpophosphatämie → Atemstillstand
- Hypokaliämie, -kalzämie, -magnesiämie → Herzrhythmusstörungen

Risikofaktoren (NICE-Kriterien)

Die Patienten erfüllen eines oder mehrere der folgenden Kriterien
• BMI unter 16 kg/m^2 • ungewollter Gewichtsverlust > 15 % in den letzten 3-6 Monaten • kaum oder keine Nahrungsaufnahme in den letzten 10 Tagen • niedrige Serumkonzentrationen an Phosphat, Kalium und/oder Magnesium vor der Nahrungsgabe
ODER die Patienten erfüllen 2 oder mehrere der folgenden Kriterien
• BMI unter 18,5 kg/ m^2 • ungewollter Gewichtsverlust von > 10 % in den letzten 3-6 Monaten • kaum oder keine Nahrungsaufnahme in den letzten 10 Tagen • Vorgeschichte von Alkoholabusus oder Arzneimittel wie Insulin, Chemotherapie, Antazida oder Diuretika

Tab. 4.20: Risikofaktoren (NICE-Kriterien). NICE = *National Institute for Health and Clinical Excellence.*

Maßnahmen zur Prophylaxe

- bei Nahrungskarenz > 5 Tagen: Zufuhr von max. 50 % des Gesamtenergiedarfs bzw. max. 20 kcal/kg KG/Tag
- Hochrisikopatienten: initial Gabe von 10 kcal/kg KG/Tag
- bei BMI < 14 bzw. indadäquater Nahrungszufuhr > 2 Wochen: Beginn mit 5 kcal/kg KG/Tag
- langsame Applikation der Nahrung (über 24 Stunden)
- tägliche Gewichtskontrollen
- körperliche Untersuchung auf Wassereinlagerungen (insbesondere Knöchel)
- Laborkontrollen: Elektrolytkontrolle incl. Phosphat und Magnesium, initial bei Risikopatienten täglich
- Substitution von Thiamin

Tab. 4.21: Maßnahmen zur Prophylaxe.

Therapie des Refeedingsyndroms

- Reduktion der Kalorienzufuhr, parallel Ausgleich der Elektrolytmängel
- bei Phosphatmangel ist ein enteraler Ausgleich in der Regel nicht ausreichend, hier sind häufig rezidivierende intravenöse Gaben notwendig
- bei einer therapierefraktären Hypokaliämie kann eine Magnesiumsubstitution zu einer Verbesserung führen
- bei schweren Elektrolytentgleisungen: vorsichtige Volumengabe, regelmäßige Laborkontrollen, kardiales Monitoring

Tab. 4.22: Therapie des Refeedingsyndroms.

Weiterführende Literatur

Rohrer S, Dietrich JW. Das Refeedingsyndrom – Eine Literaturübersicht Z Gastroenterol 2014; 52; 593-600

Kreymann G et al. Energieumsatz und Energiezufuhr. Aktuel Ernahr Med 2007; 32. Supplement 1:S8-S12

Chidester JD, Spangler AA. Fluid intake in the institutionalized elderly. J Am Diet Assoc 1997; 97: 23-28

Leitlinien für klinische Ernährung

Deutschland: dgem.de

Europa: espen.org

Anhang

5. Anhang

Nahrung	Hersteller	Energiedichte (kcal/ml)	Nährstoffrelation (EW:F:KH: BST)	Eiweiß (g/100 ml)	Fett (g/100 ml)	Kohlenhydrate (g/100 ml)	Ballaststoffe (g/100 ml)	Wassergehalt (g/100 ml)	Osmolarität (mosmol/l)	Weitere Informationen
Cenaman Fiber Neutral	C	1,0	15 : 30 : 52 : 3	3,8	3,4	13	1,5	84	285	
Dolpina Standard Fibre	D	1,0	15 : 30 : 52 : 3	3,8	3,4	13	1,5	84	285	
Fresubin Original Fibre	F	1	15 : 30 : 52 : 3	3,8	3,4	13	1,5	84	285	
HIPP Sondennahrung Huhn, Karotte, Kürbis	H	1,0	13 : 35 : 50 : 2	3,3	4	13	1	77	428	2,2 g Lactose/ 100 ml
HIPP Sondennahrung Rind, Zucchini-Gemüse; Milch, Apfel, Birne	H	1,0	13 : 35 : 50 : 2	3,3	4	13	1	77	440	2,2 g Lactose/ 100 ml
HIPP Sondennahrung Milch, Banane, Pfirsich	H	1,0	13 : 35 : 50 : 2	3,3	4	12,8	1	77	440	2,2 g Lactose/ 100 ml
Isosource Standard Fibre	N	1,0	15 : 30 : 52 : 3	3,9	3,4	13,5	1,5	80	264	
Isosource Standard OptiFibre	N	1,1	15 : 28 : 53 : 4	4,1	3,5	14,5	2,1	82	285	100 % lösliche Ballaststoffe
Isosource Standard Naturel	N	1,1	16 : 30 : 51 : 3	4,4	3,7	14	1,4	77	315	
Jevity	A	1,1	15 : 29,2 : 52,5 : 3,3	4	3,5	14,1	1,8	83,3	249	
Nutricomp Standard Fibre	B	1,0	15 : 29 : 53 : 3	3,8	3,3	13,8	1,5	83	260	
NutriCover Fiber	NM	1,0	15 : 29 : 53 :3	3,8	3,3	13,9	1,5	83	270	
Nutrison Multi Fibre	Nu	1,0	16 : 34 : 47 : 3	4,0	3,9	12,3	1,5	83	250	
Servosan Standard	S	1,0	15 : 29 : 53 : 3	3,8	3,3	13,9	1,5	83	270	

Tab. 5.1: Normokalorische Standardnahrungen mit Ballaststoffen. Der durchschnittliche Tagesbedarf an Vitaminen, Mineralstoffen und Spurenelementen ist bei diesen Nahrungen ab einer Zufuhr von 1500 ml gedeckt, Ausnahme: NutriCover Energy Fiber: 1,5-2 l.
A = Abbott; B= BBraun; D = Dolp Medical; E =Easycare Research; F = Fresenius Kabi; H= Hipp; N = Nestlé Health Science; NM = Hochdorf NutriMedical; Nu = Nutricia; S = Servona; V= Vitasyn.

Nahrung	Her-steller	Energie-dichte (kcal/ml)	Nährstoffrelation (EW:F:KH: BST)	Eiweiß (g/100 ml)	Fett (g/100 ml)	Kohlen-hydrate (g/100 ml)	Ballaststoffe (g/100 ml)	Wassergehalt (g/100 ml)	Osmolarität (g/100 ml)	Weitere Informationen
Cenaman Energy-Fiber Neutral**	C	1,5	15 : 35 : 48 : 2	5,6	5,8	18	1,5	76	325	
Dolpina Energy Fibre**	D	1,5	15 : 35 : 48 : 2	5,6	5,8	18	1,5	76	325	
Fresubin Energy Fibre**	F	1,5	15 : 35 :48 : 2	5,6	5,8	18	1,5	76	325	
HIPP Sondennahrung Huhn, Tomaten, Fenchelgemüse*	H	1,5	16 : 34 : 48 : 2	6	5,5	18	1,6	67	648	1,9 g Lactose/ 100 ml
HIPP Sondennahrung Kürbis, Karotte*	H	1,5	16 : 35 : 47 : 2	6	5,7	17,2	1,6	67	567	2,4 g Lactose/ 100 ml
HIPP Sondennahrung Milch, Banane*	H	1,5	17 : 35 : 46 : 2	6,4	5,8	17	1,6	66	650	2,4 g Lactose/ 100 ml
Jevity Plus**	A	1,2	18,2 : 28,9 : 49,3 : 3,6	5,6	3,9	15,1	2,2	80,7	361	
Jevity HiCal***	A	1,5	16,5 : 28,5 : 52,1 : 2,9	6,4	4,9	20,1	2,2	76	397	
Nutricomp Energy Fibre*	B	1,5	16 : 29 : 52 : 3	6	5	20	2	75	365	
NutriCover Energy Fiber****	NM	1,5	15 : 35 : 48	6	5	20	2	75	365	
Nutrison Energy Multi Fibre*	Nu	1,5	16 : 34 : 48 : 2	6	5,8	18,4	1,5	76	390	
Servosan Energy*	S	1,5	16 : 29 : 52 :3	6	5	20	2	74	365	

Tab. 5.2: Hochkalorische Standardnahrungen mit Ballaststoffen. Der durchschnittliche Tagesbedarf an Vitaminen, Mineralstoffen und Spurenelementen ist gedeckt ab einer Zufuhr von: *1000 ml; **1500 ml; ***1000-1500 ml; ****1500-2000 ml. Abkürzungen ☞ Tab. 5.1.

Nahrung	Hersteller	Energiedichte (kcal/ml)	Nährstoffrelation (EW:F:KH:BST)	Eiweiß (g/100 ml)	Fett (g/100 ml)	Kohlenhydrate (g/100 ml)	Ballaststoffe (g/100 ml)	Wassergehalt (g/100 ml)	Osmolarität (mosmol/l)	kcal in ml
Fresubin 1000 complete	F	1,0	22 : 24 : 50 : 4	5,5	2,7	12,5	2	83	300	1000 in 1000
Fresubin 1200/1800 complete	F	1,2	20 : 30 : 47 : 3	6	4,1	14	2	80	345	1200 in 1000 1800 in 1500
Fresubin 1500 complete	F	1,0	15 : 30 : 52 : 3	3,8	3,4	13	1,5	84	285	1500 in 1500
Fresubin 2250 complete	F	1,5	15 : 35 : 48 : 2	5,6	5,8	18	1,5	76	325	2250 in 1500
Nutrison Complete Multifibre	Nu	1,2	18 : 31 : 48 : 3	5,5	4,3	15	2	80	345	1240 in 1000 1860 in 1500

Tab. 5.3: Complete-Nahrungen. Abkürzungen ☞ Tab. 5.1.

Nahrung	Hersteller	Energiedichte (kcal/ml)	Nährstoffrelation (EW:F:KH: BST)	Eiweiß (g/100 ml)	Fett (g/100 ml)	Kohlenhydrate (g/100 ml)	Ballaststoffe (g/100 ml)	Wassergehalt (g/100 ml)	Osmolarität (mosmol/l)	Weitere Informationen
Dolpina Peptid	D	1	18 : 25 : 57 : 0	4,5	2,8	14,3	< 0,1	85	300	51 % MCT im Fettanteil
Nutricomp peptid	B	1	14,5 : 10 : 75 : 0,5	3,8	1,1	18,8	< 0,3	84	310	51 % MCT im Fettanteil
Nutrison advanced Peptisorb	Nu	1	16 : 15 : 69 : 0	4	1,7	17,6	-	84	455	47 % MCT im Fettanteil
Peptamen	N	1	16 : 33 : 51 :0	4	3,7	12,7	-	85	200	70 % MCT im Fettanteil
Survimed OPD	F	1	18 : 25 : 57 : 0	4,5	2,8	14,3	< 0,1	85	300	51 % MCT im Fettanteil

Tab. 5.4: Niedermolekulare Nahrungen. Der durchschnittliche Tagesbedarf an Vitaminen, Mineralstoffen und Spurenelementen ist ab einer Zufuhr von 1500 ml gedeckt. Abkürzungen ☞ Tab. 5.1.

Nahrung	Hersteller	Energiedichte (kcal/ml)	Nährstoffrelation (EW:F:KH:BST)	Eiweiß (g/100 ml)	Fett (g/100 ml)	Kohlenhydrate (g/100 ml)	Ballaststoffe (g/100 ml)	Wassergehalt (g/100 ml)	Osmolarität (mosmol/l)	Weitere Informationen
Dolpina Energy Protein MCT**	D	1,5	20 : 35 : 45 : 0	7,5	5,8	17	-	79	300	57 % MCT im Fettanteil
Fresubin HP Energy**	F	1,5	20 : 35 : 45 : 0	7,5	5,8	17	-	79	300	57 % MCT im Fettanteil
Fresubin 2 kcal HP*	F	2,0	20 : 45 : 35 : 0	10	10	17,5	-	72	395	
Fresubin 2 kcal HP Fibre	F	2,0	20 : 45 : 33,5 : 1,5	10	10	16,7	1,5	71	395	
Isosource Standard Vital**	N	1,3	21 : 30 : 49 : 0	6,7	4,4	16	-	80	283	
Isosource Protein Fibre**	N	1,3	20 : 30 : 48 : 2	6,7	4,4	16	1,5	79	311	
Nutricomp Energy HP*	B	1,5	20 : 30 : 50 : 0	7,5	5	18,8	-	76	345	52 % MCT im Fettanteil
Nutricomp Energy HP Fibre*	B	1,6	20 : 29 : 48 : 3	7,5	5	18,8	2	75	440	52 % MCT im Fettanteil
Nutrison Protein Plus Multifibre**	Nu	1,3	20 : 34 : 44 : 2	6,3	4,9	14,1	1,5	80	285	
Nutrison Protein Plus**	Nu	1,3	20 : 35 : 45 : 0	6,3	4,9	14,2	< 0,1	81	285	
Nutrison protison advanced**	Nu	1,3	23,4:26,3:48:2,3	7,5	3,7	15,4	1,5	79	270	Klinikprodukt
Nutrison MCT**	Nu	1,0	20 : 30 : 50	5	3,3	12,6		85	265	70 % MCT im Fettanteil

Tab. 5.5: Proteinreiche Nahrungen. Der durchschnittliche Tagesbedarf an Vitaminen, Mineralstoffen und Spurenelementen ist gedeckt ab einer Zufuhr von: *1000 ml; **1500 ml. Abkürzungen ☞ Tab. 5.1.

Nahrung	Her-steller	Energiedichte (kcal/ml)	Nährstoffrelation (EW:F:KH:BST)	Eiweiß (g/100 ml)	Fett (g/100 ml)	Kohlenhydrate (g/100 ml)	Ballaststoffe (g/100 ml)	Wassergehalt (g/100 ml)	Osmolarität (mosmol/l)
Cenaman Soja-Fiber**	C	1,0	15 : 32 : 49 : 4	3,8	3,6	12,1	2	83	410
Dolpina Soya Fibre D**	D	1,0	15 : 32 : 49 : 4	3,8	3,6	12,1	2	83	410
Fresubin Soya Fibre**	F	1,0	15 : 32 : 49 : 2	3,8	3,6	12,1	2,0	83	410
Isosource Energy Fibre Soja*	N	1,5	13 : 32 : 53 : 2	4,9	5,5	20,2	1,5	82	360
Nutricomp Soy Fibre**	B	1,0	15 : 30 : 52 : 3	3,9	3,5	13,3	1,5	83	230
Nutrison Soya Multi Fibre**	Nu	1,0	16 : 34 :47 : 3	5,5	3,9	12,3	1,5	84	230
Nutrison Soya**	Nu	1,0	16 : 35 : 49 : 0	4	3,9	12,3	-	85	250
Sondennahrung Pute, Mais, Karotte**	H	1,1	13 : 32 : 52 : 2	3,5	3,8	13,8	1	76	358
Sondennahrung Apfel, Mango**	H	1,1	13 : 31 : 54 : 2	3,6	3,7	14,5	1,1	77	413

Tab. 5.6: Kuhmilcheiweißfreie Nahrungen. Der durchschnittliche Tagesbedarf an Vitaminen, Mineralstoffen und Spurenelementen ist gedeckt ab einer Zufuhr von: *1000 ml; **1500 ml. Abkürzungen ☞ Tab. 5.1.

Nahrung	Her-steller	Energiedichte (kcal/ml)	Nährstoffrelation (EW:F:KH)	Eiweiß (g/100 ml)	Fett (g/100 ml)	Kohlenhydrate (g/100 ml)	Ballaststoffe (g/100 ml)	Wassergehalt (g/100 ml)	Osmolarität (mosmol/l)	Weitere In-formationen
IMPACT enteral	N	1,0	22 : 25 : 53	5,6	2,8	13,4	-	85	298	

Tab. 5.7: Immunonutrition mit Arginin, Ribonukleotiden, n-3-Fettsäuren. Der durchschnittliche Tagesbedarf an Vitaminen, Mineralstoffen und Spurenelementen ist ab einer Zufuhr von 1500 ml gedeckt. Abkürzungen ☞ Tab. 5.1.

Nahrung	Her-steller	Energie-dichte (kcal/ml)	Nährstoff-relation (EW:F:KH)	Eiweiß (g/100 ml)	Fett (g/100 ml)	Kohlen-hydrate (g/100 ml)	Glutamin	Ballaststoffe (g/100 ml)	Wasser-gehalt (g/100 ml)	Osmolarität (mosmol/l)	Weitere In-formationen
Nutricomp Glutamine Plus	B	1,4	20:24:54:2	6,7	3,7	18,3	2,0	1,4	78	380	
Reconvan	F	1	22:30:48	5,5	3,3	12	1,0	-	84	270	57 % MCT im Fettanteil

Tab. 5.8: Glutaminreiche Nahrungen. Abkürzungen ☞ Tab. 5.1.

Nahrung	Her-steller	Energiedichte (kcal/ml)	Nährstoffrelation (EW:F:KH: BST)	Eiweiß (g/100 ml)	Fett (g/100 ml)	Kohlenhydrate (g/100 ml)	Ballaststoffe (g/100 ml)	Wassergehalt (g/100 ml)	Osmolarität (msomol/l)	Weitere Informationen
Fresubin hepa	F	1,3	12 : 33 : 53,5 : 1,5	4	4,7	17,9	1	78	330	1,93 g VAKS*
Nutricomp hepa	B	1,3	12 : 40 : 47 : 1	4	5,8	15,5	0,6	80	395	50 % MCT im Fettanteil 1,6 g VKAS*

Tab. 5.9: VKAS angereichte Nahrungen. * = Verzweigtkettige Aminosäuren. Der durchschnittliche Tagesbedarf an Vitaminen, Mineralstoffen und Spurenelementen ist ab einer Zufuhr von 1500 ml gedeckt. Abkürzungen ☞ Tab. 5.1.

Nahrung	Her-steller	Energiedichte (kcal/ml)	Nährstoffrelation (EW:F:KH)	Eiweiß (g/100 ml)	Fett (g/100 ml)	Kohlenhydrate (g/100 ml)	Ballaststoffe (g/100 ml)	Wassergehalt (g/100 ml)	Osmolarität (mosmol/l)	Weitere Informationen
Oxepa	A	1,5	16,5 : 55,6 : 27,9	6,3	9,4	27,9	-	78,6	384	

Tab. 5.10: Krankheitsspezifische Nahrung für Patienten mit ARDS – Anreicherung mit n-3-Fettsäuren und Antioxidantien. Der durchschnittliche Tagesbedarf an Vitaminen, Mineralstoffen und Spurenelementen ist ab einer Zufuhr von 1000-1500 ml gedeckt. Abkürzungen ☞ Tab. 5.1.

Nahrung	Her-steller	Energiedichte (kcal/ml)	Nährstoffrelation (EW:F:KH)	Eiweiß (g/100 ml)	Fett (g/100 ml)	Kohlenhydrate (g/100 ml)	Ballaststoffe (g/100 ml)	Wassergehalt (g/100 ml)	Osmolarität (mosmol/l)	Weitere Informationen
Fresubin renal**	F	2	6 : 40 : 53	3	8,9	26,4	1,2	71	500	200 ml/Flasche
Nepro LP*	A	1,8	10 : 48,5 : 40 : 1,5	4,5	9,7	18,5	1,26	73,7	590	220 ml/Flasche

Tab. 5.11: Krankheitsspezifische Nahrungen für die präterminale Niereninsuffizienz. Der durchschnittliche Tagesbedarf an Vitaminen, Mineralstoffen und Spurenelementen ist gedeckt ab einer Zufuhr von: *1320 ml; **1000 ml. Abkürzungen ☞ Tab. 5.1.

Nahrung	Her-steller	Energiedichte (kcal/ml)	Nährstoffrelation (EW:F:KH)	Eiweiß (g/100 ml)	Fett (g/100 ml)	Kohlenhydrate (g/100 ml)	Ballaststoffe (g/100 ml)	Wassergehalt (g/100 ml)	Osmolarität (mosmol/l)	Weitere Informationen
Nepro HP*	A	1,8	18 : 49 : 31,5 : 1,5	8,1	9,8	14,7	1,3	73,3	538	
Nutrison concentrated**	Nu	2,0	15 : 45 : 40	7,5	10	20,1	-	71	335	
Restoric nephro intensiv**	V	2	15,2 : 43,2 : 41,6	7,6	9,6	20,8	-	72	365	50 % MCT im Fettanteil

Tab. 5.12: Krankheitsspezifische Nahrungen für die terminale Niereninsuffizienz (Dialyse). Der durchschnittliche Tagesbedarf an Vitaminen, Mineralstoffen und Spurenelementen ist gedeckt ab einer Zufuhr von: *1320 ml; **900 ml. Abkürzungen ☞ Tab. 5.1.

Standard-Kostaufbau nach Anlage einer gastral liegenden Sonde

Beginn

- perkutane Sonde: 4 h nach Anlage, 500 ml stilles Wasser mit 100-150 ml/h applizieren
- nasogastrale Sonde: sofort (nach Lagekontrolle) mit Stufe 1 des Kostaufbaus

Nahrung

i.d.R. normokalorische Standardnahrung mit Ballaststoffen (seltener: bei Flüssigkeitsrestriktionen/Patienten mit voller oraler Ernährung bis zur Sondenanlage: hochkalorische Standardnahrung mit Ballaststoffen)

Applikationsform

Ernährungspumpe (in Einzelfällen Schwerkraft)

Lagerung

mind. 30 ° Oberkörperhochlagerung während und bis 1 Stunde nach der Nahrungsapplikation

Stufenweiser Kostaufbau

Der Kostaufbau kann pro Stufe 1-3 Tage dauern. Der Übergang zur nächsten Stufe ist nur möglich, wenn während der aktuellen Kostaufbaustufe keine abdominellen Schmerzen, Durchfälle, Völlegefühl, Übelkeit, Erbrechen oder erheblicher Reflux aufgetreten sind. Treten diese Komplikationen auf, sollte die enterale Ernährung zurückgestuft und erst nach einem komplikationsfreien Tag wieder gesteigert werden.

Stufe	Sondennahrung (ml/Tag)	Stdl. Laufrate (ml/h)	Dauer (h)
1	250	50	5
2	500	75	6,7
3	1000	100	10
4	1500	150	10

Vor und nach der Nahrungsapplikation Sonde mit 20 ml Wasser spülen!

Zusätzlich Applikation von Wasser (abgekochtes Leitungswasser/stilles Mineralwasser) je nach Bedarf (Wassergehalt der Nahrung, iv-Gaben, orale Aufnahme anrechnen!), stündliche Laufrate 100-150 ml/h, bei guter Verträglichkeit bis zu 600 ml/h oder über Schwerkraftsystem.

Nach Durchlaufen der Kostaufbaustufen ist bei guter Verträglichkeit eine weitere Steigerung der stündlichen Laufrate oder eine Umstellung auf Schwerkraftsystem nach ärztlicher Rücksprache möglich.

Standard-Kostaufbau nach Anlage einer jejunal liegenden Sonde

Beginn

- perkutane Sonde: 4 h nach Anlage, 500 ml stilles Wasser mit 100-150 ml/h applizieren
- nasojejunale Sonde: sofort (nach Lagekontrolle) mit Stufe 1 des Kostaufbaus

Nahrung

i.d.R. normokalorische Standardnahrung mit Ballaststoffen

Applikationsform

Ernährungspumpe, maximale Laufrate 150 ml/h

Lagerung

mind. 30 ° Oberkörperhochlagerung während und bis 1 Stunde nach der Nahrungsapplikation

Stufenweiser Kostaufbau

Der Kostaufbau kann pro Stufe 1-3 Tage dauern. Der Übergang zur nächsten Stufe ist nur möglich, wenn während der aktuellen Kostaufbaustufe keine abdominellen Schmerzen, Durchfälle, Völlegefühl, Übelkeit, Erbrechen oder erheblicher Reflux aufgetreten sind. Treten diese Komplikationen auf, sollte die enterale Ernährung zurückgestuft und erst nach einem komplikationsfreien Tag wieder gesteigert werden.

Stufe	Sondennahrung (ml/Tag)	Stdl. Laufrate (ml/h)	Dauer (h)
1	250	30	8,3
2	500	50	10
3	1000	75	13,3
4	1500	100	15

Vor und nach der Sondenapplikation muss die Sonde gespült werden, bei EPJ mit 20 ml, bei Jet-PEG und nasojejunalen Sonden mit 30 ml Wasser.

Zusätzliche Applikation von Wasser (abgekochtes, abgekühltes Leitungswasser/stilles Mineralwasser) je nach Bedarf (Wassergehalt der Nahrung, iv-Gaben, orale Aufnahme anrechnen!), stündliche Laufrate bis max. 150 ml/h.

Vorscreening:

• Ist der Body Mass Index < 20,5 kg/m^2 ?	☐ ja	☐ nein
• Hat der Patient in den vergangenen 3 Monaten an Gewicht verloren?	☐ ja	☐ nein
• War die Nahrungszufuhr in der vergangenen Woche vermindert?	☐ ja	☐ nein
• Ist der Patient schwer erkrankt (z.B. Intensivtherapie)?	☐ ja	☐ nein

--> Wird eine dieser Fragen mit "**Ja**" beantwortet, wird mit dem Hauptscreening fortgefahren.
--> Werden alle Fragen mit "**Nein**" beantwortet, wird der Patient wöchentlich neu gescreent.
--> Wenn für den Patienten z.B. eine große Operation geplant ist, sollte ein präventiver Ernährungsplan verfolgt werden, um dem assoziierten Risiko vorzubeugen.

Hauptscreening:

Störung des Ernährungszustandes	**Punkte**
Keine	**0**
Mild Gewichtsverlust > 5 %/3 Mo. ***oder*** Nahrungszufuhr < 50-75 % des Bedarfs in der vergangenen Woche	**1**
Mäßig Gewichtsverlust > 5 %/2 Mo. ***oder*** BMI 18,5-20,5 kg/m^2 ***und*** reduzierter Allgemeinzustand ***oder*** Nahrungszufuhr 20-25 % des Bedarfs in der vergangenen Woche	**2**
Schwer Gewichtsverlust > 5 %/1 Mo. (> 15 %/3 Mo.) ***oder*** BMI < 18,5 kg/m^2 und reduzierter Allgemeinzustand oder Nahrungszufuhr 0-25 % des Bedarfs in der vergangenen Woche	**3**

+

Krankheitsschwere	**Punkte**
Keine	**0**
Mild z.B. Schenkelhalsfraktur, chronische Erkrankungen insbesondere mit Komplikationen: Leberzirrhose, chronisch obstruktive Lungenerkrankung, chronische Hämodialyse, Diabetes, Krebsleiden	**1**
Mäßig z.B. große Bauchchirurgie, Schlaganfall, schwere Pneumonie, hämatologische Krebserkrankung	**2**
Schwer z.B. Kopfverletzung, Knochenmarktransplantation, intensivpflichtige Patienten (APACHE-II > 10)	**3**

+ **1** Punkt, wenn Alter ≥ 70 Jahre

≥ 3 Punkte	Ernährungsrisiko liegt vor, Erstellung eines Ernährungsplans
< 3 Punkte	Wöchentlich wiederholtes Screening; wenn für den Patienten z.B. eine große Operation geplant ist, sollte ein präventiver Ernährungsplan verfolgt werden, um das assoziierte Risiko vermeiden

Abb. 5.1: Screening auf Mangelernährung im Krankenhaus. Nutritional Risk Screening (NRS 2002) empfohlen von der Europäischen Gesellschaft für Klinische Ernährung und Stoffwechsel (ESPEN) nach Kondrup et al. 2003 (modif. nach Schütz et al. 2005).

Enterale Verbindungen – ENFit-Verbindung ab 2016

Durch das allgemeingültige Design von Luer- und Luer-Lock-Adaptern, wie sie unter anderem jahrzehntelang für die enterale Ernährung genutzt wurden, ist es möglich, dass unbeabsichtigt Konnektionen zwischen enteralen und intravenösen Applikationssystemen stattfinden. Durch Fehlkonnektionen können schwerwiegende Folgen, bis hin zum Tode des Patienten auftreten. 2013 wurde daher zur Verbesserung der Patientensicherheit und zur Risikoprävention europaweit ein Luer- und Luer-Lock-inkompatibles Verbindungssystem entwickelt und eingeführt: ENLock.

Um die Häufigkeit von Verwechslungen zu minimieren und gleichzeitig für die globalisierte Welt einheitliche enterale Medizinprodukte ausschließlich für die enterale Ernährung zu entwickeln, wird ab 2016 der ENLock-Ansatz an Medizinprodukten für die enterale Ernährung abgelöst und weltweit für enterale Verbindungen das ENFit-System zur Verfügung gestellt. Durch die weiterhin deutliche violette Farbkennzeichnung von enteralen Verbindungen werden Fehlanschlüsse erschwert, wenn nicht sogar unmöglich gemacht. Die Einführung der ENFit-Verbindung wirkt sich auf alle Medizinprodukte für die enterale Ernährung aus. Die Sondenanschlüsse, enteralen Überleitgeräte und deren Zuspritzporte und die Ernährungsspritzen werden ab 2016 an dem neuen internationalen Standard angepasst.

Die wichtigsten Änderungen im Überblick

Die enteralen Überleitgeräte sind mit ENFit-Konnektoren ausgestattet, um eine Verbindung mit Luer- oder Luer-Lock-Spritzen auszuschließen. Patientennah, zur Verbindung des enteralen Überleitgeräts an der Ernährungssonde, befindet sich ein weiblicher ENFit-Ansatz. Über eine Drehverbindung können die Ernährungssonden mit ENFit-Ansatz verbunden werden.

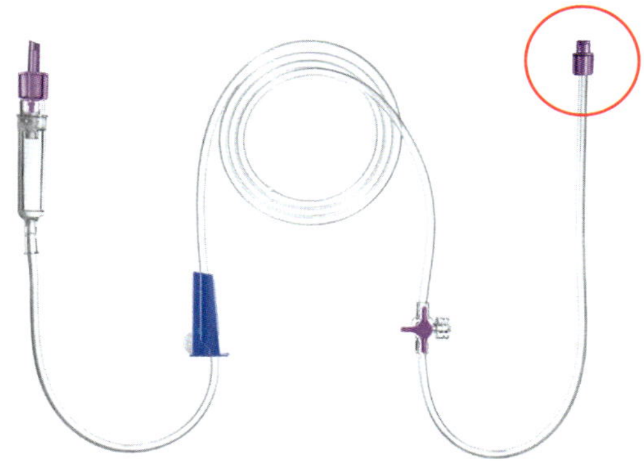

Abb. 5.2: Enterales Überleitgerät mit ENFit-Ansatz (weiblich) zur Verbindung an einer Ernährungssonde.

Der Zuspritzport der enteralen Überleitgeräte zur Medikamentengabe ist nur noch mit Ernährungsspritzen kompatibel. Luer- und Luer-Lock-Spritzen können nicht mehr angewendet werden. Die Verwechslungsgefahr durch eine versehentliche Verabreichung von enteralen Flüssigkeiten in intravenöse Applikationssysteme wird dadurch reduziert.

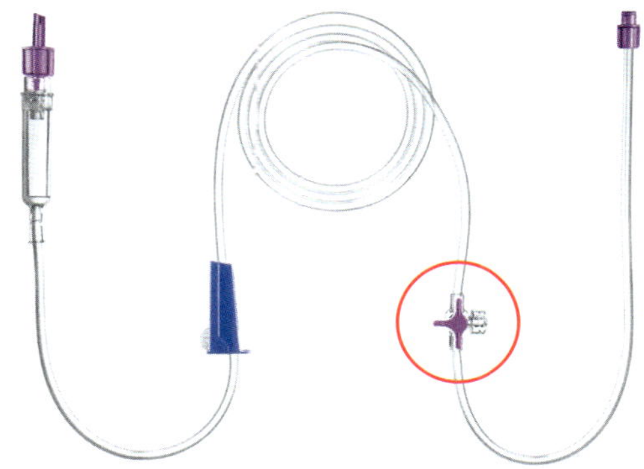

Abb. 5.3: Zuspritzport der enteralen Überleitgeräte mit ENFit-Ansatz (männlich).

Ernährungsspritzen

Für die Bolusgabe von Sondennahrung und/oder Wasser zur Spülung der Sonde sowie zur Medikamentenapplikation und Wasserbilanzierung werden enterale Ernährungsspritzen benötigt. Diese werden von den Herstellern der Medizinprodukte in diversen Größen zur Verfügung gestellt. Luer- oder Luer-Lock-Spritzen können nicht mehr mit Ernährungssonden oder dem Zuspritzport der enteralen Überleitgeräte verbunden werden. Über eine Drehverbindung können die Ernährungsspritzen mit den Ernährungssonden und enteralen Überleitgeräten verbunden werden.

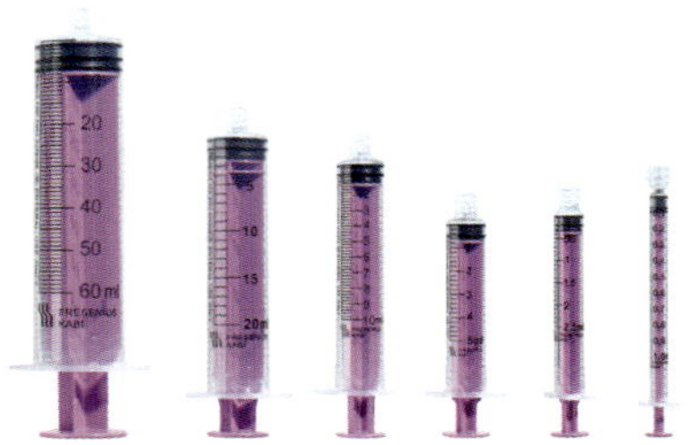

Abb. 5.4: Ernährungsspritzen in diversen Größen – Freka® Connect ENFit.

Ernährungssonden mit Trichteransätzen

Enterale Sonden mit der primären Zweckbestimmung zur Durchführung einer Dekompression oder zur Verbindung mit Sekretbeuteln (Ablaufbeuteln) werden nach dem internationalen Standard der DIN EN ISO 80369-3 zukünftig mit einem Trichteransatz ausgestattet. Somit können die Sekretbeutel weiterhin über einen Stufenadapter mit den Sonden verbunden werden.

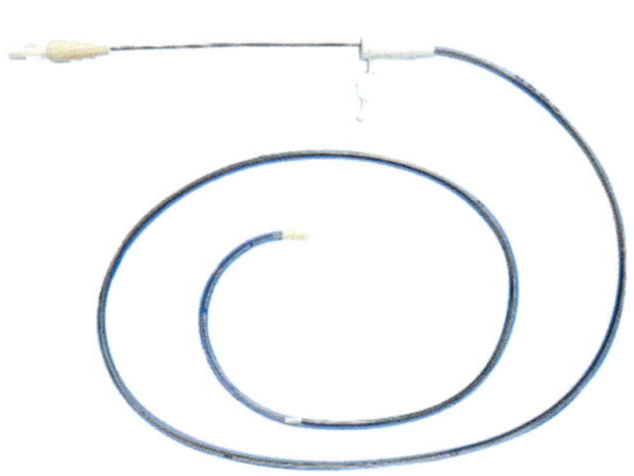

Abb. 5.5: Enterale Sonde mit Trichteransatz – Freka® Sonde CH 15, 100 cm.

Für die Durchführung einer Ernährungstherapie an Sonden mit Trichteransätzen gilt zu beachten, dass die zusätzliche Verwendung eines Trichteradapters mit ENFit-Ansatz erforderlich ist. Andernfalls können Ernährungsspritzen oder enterale Überleitgeräte nicht verbunden werden.

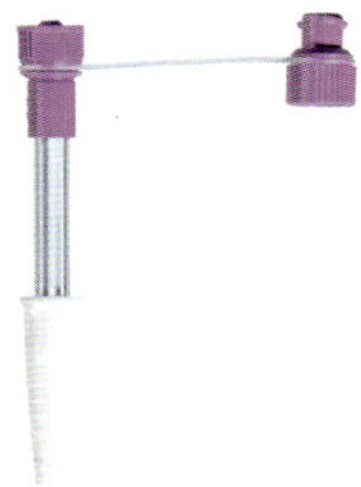

Abb. 5.6: Freka® Stufenadapter, ENFit.

Sekundärsysteme (Button, Gastrotube)

Im Zuge der Einführung von ENFit bleiben die Sekundärsysteme zur enteralen Langzeiternährung (Button, Gastrotube) unverändert. Die Verbindung der enteralen Überleitgeräte erfolgt weiterhin über die bekannten Winkelkonnektoren, die per se sich von Luer- oder Luer-Lock-Verbindungen unterscheiden. Aus diesem Grund kann eine Verwechslungsgefahr mit intravenösen Applikationssystemen ausgeschlossen werden.

Eine Ausnahme besteht jedoch für die Blockung der Sekundärsysteme (Button, Gastrotube) über das seitliche Ventil. Hier dürfen auch zukünftig weiterhin Luer-Spritzen zur Anwendung kommen, um nicht die kosmetischen Patientenvorteile nach hoher Mobilität und fehlender sozialer Stigmatisierung vor allem bei Kindern und Jugendlichen zu verlieren.

Abkürzungen

6. Abkürzungen

AKE	(Österreichischer) Arbeitskreis Klinische Ernährung
APC	Argonplasmakoagulation
BBS	Buried Bumper Syndrom
BTS	beneath the scope
CH	Charriere
COPD	chronisch obstruktive Lungenerkrankung
D-A-CH	Zusammenschluss der deutschen, österreichischen undschweizerischen Ernährungsfachgesellschaften zwecks Herausgabe gemeinsamer Referenzwerte für die Nährstoffzufuhr (Deutsche Gesellschaft für Ernährung, Österreichische Gesellschaft für Ernährung, Schweizerische Gesellschaft für Ernährungsforschung und Schweizerische Vereinigung für Ernährung
DGEM	Deutsche Gesellschaft für Ernährungsmedizin
EPJ	endoskopisch perkutane Jejunostomie
EPJ-J	EPJ mit jejunalem Schenkel, jejunal entero tube
ESPEN	European Society for Clinical Nutrition and Metabolism (Europäische Gesellschaft für klinische Ernährung und Stoffwechsel)
FKJ	Feinnadel-Katheter-Jejunostomie
Fr	French
GIT	Gastrointestinaltrakt
JET-PEG	PEG mit jejunalem Schenkel, jejunal entero tube
NICE	National Institute for Health an Clinical Excellence (GB)
OTW	over the wire
PEC	perkutane endoskopische Colo-/Coecumstomie
PEG	perkutane endoskopische Gastrostomie
PRG	perkutan radiologische Gastrostomie
PRG-J	perkutan radiologische Gastrojejunostomie
PRJ	perkutan radiologische Jejunostomie
PSG	perkutan sonographische Gastrostomie
SHT	Schädelhirntrauma
TTS	through the scope
VCT	video controlled tube

Index

J

K

L

M

N

O

P

R

S

T

U

V

Z